Eddy Caraballo Valiente

Pré-eclâmpsia e imagiologia Doppler das artérias uterinas

Eddy Caraballo Valiente

Pré-eclâmpsia e imagiologia Doppler das artérias uterinas

Comportamento da pré-eclâmpsia em pacientes com Doppler patológico da artéria uterina.

ScienciaScripts

Imprint

Any brand names and product names mentioned in this book are subject to trademark, brand or patent protection and are trademarks or registered trademarks of their respective holders. The use of brand names, product names, common names, trade names, product descriptions etc. even without a particular marking in this work is in no way to be construed to mean that such names may be regarded as unrestricted in respect of trademark and brand protection legislation and could thus be used by anyone.

Cover image: www.ingimage.com

This book is a translation from the original published under ISBN 978-620-2-16931-8.

Publisher:
Sciencia Scripts
is a trademark of
Dodo Books Indian Ocean Ltd. and OmniScriptum S.R.L publishing group

120 High Road, East Finchley, London, N2 9ED, United Kingdom
Str. Armeneasca 28/1, office 1, Chisinau MD-2012, Republic of Moldova, Europe
Printed at: see last page
ISBN: 978-620-7-22757-0

Copyright © Eddy Caraballo Valiente
Copyright © 2024 Dodo Books Indian Ocean Ltd. and OmniScriptum S.R.L publishing group

AGRADECIMENTOS

A realização deste projeto foi possível graças à colaboração e ajuda da tutora que dedicou parte do seu precioso tempo na preparação deste projeto, aprendi com a sua experiência, sabedoria e profissionalismo, reflectindo o seu espírito incondicional, amor, altruísmo e grande conhecimento. Gostaria ainda de agradecer a todos os professores que, de uma forma ou de outra, deixaram o seu legado no meu percurso profissional.

DEDICAÇÃO

Dedico a conclusão deste projeto aos meus pais, pelos seus conselhos, amor e orientação para tornar os meus sonhos realidade e tornar-me um profissional de saúde cubano. Também à minha mulher e fruto do nosso amor, à minha irmã, aos meus colegas e amigos, especialmente à minha colega Wendy Álvarez pela sua dedicação incondicional.

RESUMO

Com base no fato de que a pré-eclâmpsia está associada a uma diminuição do fluxo uteroplacentário, as técnicas de ultrassom Doppler das artérias uterinas (DAUt) foram descritas como um dos avanços mais empolgantes e promissores no estudo de gestações com hipertensão. Um estudo descritivo, prospetivo e longitudinal foi realizado no Hospital Geral de Ensino "Iván Portuondo", San Antonio de los Baños, província de Artemisa, no período entre julho de 2015 e dezembro de 2017 para determinar a presença de pré-eclâmpsia em pacientes com DAUt patológico. O universo foi constituído por 205 pacientes com DAUt patológica entre 22 e 24 semanas e a amostra foi constituída por 183 pacientes que cumpriram os critérios de inclusão. Os dados foram recolhidos no questionário e processados no SPSS, aplicando métodos de estatística descritiva e inferencial com p::0,05. Os principais resultados mostraram que as pacientes com DAU patológica tinham predominantemente entre 25 e 29 anos de idade, eram brancas e as patologias maternas mais frequentes foram a hipertensão arterial e a diabetes mellitus. As patologias maternas mais frequentes foram a hipertensão arterial e a diabetes mellitus. No momento do recrutamento, predominaram as pacientes normopesadas com ganho de peso exagerado durante a gestação. Concluiu-se que a idade avançada, a multiparidade, a hipertensão, a diabetes, o excesso de peso e o aumento excessivo de peso foram factores de risco para o desenvolvimento de pré-eclampsia e que a pré-eclâmpsia esteve relacionada com o atraso de crescimento intrauterino e a prematuridade.

Palavras-chave: Pré-eclâmpsia, Dopplerfluxometria, artérias uterinas

ÍNDICE DE CONTEÚDOS

AGRADECIMENTOS 1

DEDICAÇÃO 2

INTRODUÇÃO 5

OBJECTIVOS 8

QUADRO TEÓRICO 9

CONCEPÇÃO METODOLÓGICA 32

RESULTADOS 36

ANÁLISE E DISCUSSÃO DOS RESULTADOS 41

CONCLUSÕES 49

REFERÊNCIAS 50

ANEXOS 59

INTRODUÇÃO

A hipertensão arterial é um problema de saúde no mundo atual, devido à sua elevada prevalência, importância e impacto na saúde, qualidade de vida e sobrevivência de todos os seres humanos. Diante desse evento, as gestantes, parturientes, puérperas e seus filhos são altamente vulneráveis.[1]
Os distúrbios hipertensivos durante a gravidez são uma causa importante de morte materna e de morbilidade e mortalidade fetal em todo o mundo [2]. As grávidas hipertensas estão predispostas ao desenvolvimento de complicações potencialmente fatais: descolamento da placenta, coagulação intravascular disseminada, hemorragia cerebral, insuficiência hepática e renal, entre outras [3]. O número de mulheres que apresentam hipertensão durante a gravidez pode ser estimado em cerca de 10%, com incidências de até 20% se a paciente for nulípara. Por sua vez, a prevalência da hipertensão crónica na gravidez difere de acordo com a etnia e a área geográfica, variando entre 1 e 5%.A hipertensão durante a gravidez é uma das condições obstétricas mais comuns e talvez a que tem o impacto mais adverso tanto para a criança como para a mãe, acarretando complicações graves e diversas para ambas.[4]
A hipertensão induzida pela gravidez é considerada pela OMS como um programa de saúde prioritário no mundo, estimando-se a sua incidência em 10-20%, embora tenham sido publicados valores superiores (38%) e inferiores (10%), diferenciados por diferentes regiões, cor da pele, factores socioeconómicos, culturais e outros. [5]
Em 2013, o American College of Obstetrics and Gynecology (ACOG) publicou uma nova diretriz sobre a hipertensão induzida pela gravidez. Algumas definições foram restabelecidas, incluindo a pré-eclâmpsia. Por outro lado, a gravidez foi separada em presença ou ausência de elementos de gravidade. [6]
Na tentativa de determinar a incidência em populações definidas de diferentes países, a Organização Mundial de Saúde realizou um estudo multicêntrico utilizando técnicas padronizadas e verificou que a incidência de perturbações hipertensivas da gravidez em primigestas em centros da China e da Tailândia era muito superior à da Birmânia e do Vietname. A incidência varia consoante a população estudada e os critérios de diagnóstico utilizados, mas estima-se que seja de aproximadamente 10% nos países em desenvolvimento.[7]
A pré-eclâmpsia é uma doença que ocorre em cerca de 7% de todas as gravidezes. É a causa de 22% das mortes perinatais e 30% das mortes maternas nos Estados Unidos.[8]
Com a introdução da Dopplerfluxometria foi possível estudar a circulação uterina e fetal durante a gestação. A utilização da ultrassonografia Doppler na pré-eclâmpsia tem sido amplamente estudada, diferenciada pela idade gestacional e pela presença ou não de patologias relacionadas com a invasão trofoblástica inadequada das

artérias uterinas. A possibilidade de estudar as alterações induzidas pela gravidez na circulação uterina através da avaliação Doppler foi relatada pela primeira vez por Campbell et al·9 [e], desde então, esta aplicação tornou-se um método útil para a deteção de pacientes com alto risco de pré-eclâmpsia ou outras complicações durante a gravidez. Existem várias publicações internacionais que avaliaram o índice de pulsatilidade (IP) médio das artérias uterinas, mostrando valores diferentes para o percentil 95 (p95), por exemplo, o trabalho de Martin na Inglaterra indica 2,35, enquanto na Colômbia é 2,4 de acordo com Cortez-Yepes. [10] No entanto, até à data não existem estudos nacionais que tenham avaliado o IP médio das artérias uterinas.Numerosos estudos avaliaram a validade do teste para prever complicações placentárias, medindo a velocimetria Doppler entre as 18 e as 24 semanas. No entanto, a pré-eclâmpsia desenvolve-se mais cedo. Por isso, têm aumentado os estudos sobre o uso do Doppler no primeiro trimestre para predizer a doença.[11-13]

A identificação das mulheres em risco de desenvolver pré-eclâmpsia antes do seu aparecimento é, sem dúvida, um ponto importante, uma vez que permitiria uma vigilância pré-natal apertada e uma intervenção profiláctica para prevenir o seu aparecimento clínico e/ou reduzir a sua gravidade.

As complicações associadas aos distúrbios hipertensivos durante a gestação foram documentadas: insuficiência renal aguda (OR 10,7), edema pulmonar (OR ajustado 4,7), síndrome de dificuldade respiratória do adulto (OR ajustado 4,1), acidente vascular cerebral (OR ajustado 5,1), síndrome de coagulação intravascular disseminada (OR ajustado 4.5), ventilação (OR ajustado 4), mortalidade (OR ajustado 2,7)[14], sendo o acidente vascular cerebral e o edema pulmonar as causas mais comuns de mortalidade secundária à pré-eclâmpsia e, para o feto, as possíveis complicações são o nado-morto, a restrição do crescimento intrauterino, o oligohidrâmnio e a morte neonatal precoce secundária à prematuridade.No entanto, duas das principais sociedades científicas, o Congresso Americano de Obstetras e Ginecologistas (ACOG) e a Sociedade de Obstetras e Ginecologistas do Canadá (SOGC), não recomendam estratégias de rastreio para além da avaliação da história clínica dos factores de risco para a pré-eclâmpsia 3,4 , justificadas pelo facto de os esquemas de rastreio, como a medição do ácido úrico, terem uma sensibilidade de 0-55.6%, especificidade 76,9%-94,9% 15 , e especificidade 76,9%-94,9% 15 , os algoritmos baseados na pressão arterial média, no índice de pulsatilidade da artéria uterina, na medição da PAPA e no fator de crescimento placentário estimam os factores de risco para a pré-eclâmpsia.6Em relação à hipertensão gestacional, os algoritmos baseados na pressão arterial média, no índice de pulsatilidade da artéria uterina, na medição da PAPA e no fator de crescimento da placenta foram estimados para detetar 93,1%, 35,7% e 18,3% da pré-eclâmpsia de início precoce (<34 semanas), da pré-eclâmpsia de início tardio (2 34 semanas) e da pré-eclâmpsia de início tardio (2 34 semanas). O teste de PIGF e sVEGFR-1 tem uma sensibilidade de 58%, uma especificidade de 83%, um valor preditivo positivo VPP de 10% e um valor preditivo negativo de 98%.[17]

As anomalias do Doppler das artérias uterinas foram descritas com o seguinte desempenho: predição de pré-eclampsia precoce sensibilidade 47,8% (IC 95% 39%-56,8%), especificidade 92,1% (IC 95% 88,6%-94,6%); pré-eclampsia tardia sensibilidade 21,5% (IC 95% 18%-25,4%), especificidade 90,3% (IC 95% 89,8%-90.8%); restrição do crescimento intrauterino em qualquer idade gestacional sensibilidade 15,4% (IC 95% 12,4%-18,9%), especificidade 93,3% (IC 95% 90,9%-90,8%); restrição do crescimento intrauterino em qualquer idade gestacional sensibilidade 15,4% (IC 95% 12,4%-18,9%), especificidade 93,3% (IC 95% 90,9%-90,9%- 90,8%).95,1%).[18]

Por outro lado, os resultados perinatais secundários aos distúrbios hipertensivos, como a restrição do crescimento intrauterino, que pode ocorrer em 30%, estão associados a um risco acrescido de morte perinatal, complicações respiratórias (asfixia, hipoxia, dificuldade respiratória), complicações cardiovasculares (hemorragia interventricular, acidente vascular cerebral perinatal), complicações hematológicas (policitemia e hiperbilirrubinemia), metabólicas (hipoglicemia e hipotermia), sépsis, enterocolite necrosante, paralisia cerebral e retinopatia secundária à prematuridade e custos socioeconómicos a curto e longo prazo para a comunidade.[19]

Na prática médica do Hospital Iván Portuondo, verifica-se um aumento desta patologia e a necessidade de prevenir os transtornos que provoca no bem-estar do binómio mãe-feto, já que constitui um problema de saúde de alta prevalência no âmbito nacional e internacional. Apesar dos avanços científicos, a incidência e prevalência desta patologia ainda não foi reduzida a níveis inócuos para a mãe e para o feto, o que nos motivou a realizar um estudo deste género.

Descrição do problema: Como se comporta a pré-eclâmpsia em pacientes com Dopplerfluxometria das artérias uterinas tratadas no Hospital Iván Portuondo em San Antonio de los Baños?

Hipótese: O seguimento e a avaliação clínica das pacientes com Dopplerfluxometria das artérias uterinas patológicas permitem estabelecer o comportamento da pré-eclâmpsia.

OBJECTIVOS

Geral

Determinar o comportamento da pré-eclâmpsia em pacientes com Dopplerfluxometria patológica das artérias uterinas atendidas no Hospital Iván Portuondo entre junho de 2014 e dezembro de 2017.

Específico

1. Identificar a idade materna, a raça e a paridade.

2. Determinar as patologias inerentes e associadas à gravidez, o ganho de peso durante a gravidez e a avaliação nutricional no parto.

3. Descrever as complicações perinatais

QUADRO TEÓRICO

Pré-eclâmpsia

Epidemiologia

A pré-eclâmpsia (PE) é uma causa importante de morbilidade e mortalidade materna e fetal. Afecta 2-8% das gravidezes e estima-se que entre 50.000 e 60.000 mulheres morram anualmente em todo o mundo por causas relacionadas com esta doença [20,21], embora se deva ter em conta que estes números incluem por vezes outros estados hipertensivos da gravidez (HUS).Em 2014, a Organização Mundial de Saúde (OMS) publicou que, a nível global, as OHCAs são a segunda principal causa de morte materna relacionada com a gravidez, com a hemorragia obstétrica em primeiro lugar. Nesta análise, as OHCAs são responsáveis por 14% das mortes, atingindo um pico de 22,1% na América Latina e nas Caraíbas. Nos países desenvolvidos, os EHEs são a terceira causa de morte materna, com a hemorragia obstétrica em primeiro lugar e a embolia em segundo lugar.[22] No Reino Unido, através do Centre for Maternal and Child Enquiries (CMACE), é efectuada uma auditoria trienal às causas de mortalidade materna, na qual a pré-eclâmpsia é também classificada como a segunda causa de morte[4].

Em Espanha, Cararach, depois de analisar 70.033 nascimentos em 23 hospitais nacionais, observou uma frequência global de EHE de 2,23% e especificamente de pré-eclâmpsia de 1,1% [23]. No Complejo Hospitalario Universitario Insular- Materno Infantil (CHUIMI) de Las Palmas de Gran Canaria, no período entre 2004 e 2005, em que se registou um total de 7930 partos, observou-se uma incidência de EHE de 4,85%, com uma incidência de pré-eclâmpsia de 1,5%.Classificação do estado hipertensivo da gravidez Em termos gerais, os EHE têm sido divididos em quatro entidades: hipertensão gestacional, pré-eclâmpsia, hipertensão arterial crónica (HTA) e HTA crónica com PE adicionada; com as particularidades que podem surgir no diagnóstico e tratamento de cada uma delas. A Sociedade Internacional para o Estudo da Hipertensão na Gravidez classifica os EHE da seguinte forma[24]:

• Hipertensão crónica.

• Hipertensão gestacional.

• Pré-eclâmpsia de novo ou sobreposta a hipertensão crónica.

• Hipertensão crónica

• Hipertensão da bata branca.

Por outro lado, o Canadian Clinical Practice Guideline integra os seguintes aspectos na classificação dos EHEs:

• Factores de comorbilidade associados, como patologia renal pré-existente e diabetes tipo I e II pré-gestacional.

• Condições adversas que podem aumentar o risco de uma complicação grave da pré-eclâmpsia, como cefaleias, perturbações visuais, epigastralgia, dispneia, restrição do crescimento intrauterino (RCI) e oligohidrâmnios.

• Complicações graves da pré-eclâmpsia que requerem a interrupção da gravidez; estas incluem a eclâmpsia, a plaquetopenia, o edema pulmonar agudo (EAP), o descolamento prematuro da placenta (DPPNI) e a morte fetal intra-uterina.

Este novo conceito de classificação significa que os factores de prognóstico para resultados maternos e fetais adversos são tidos em conta no diagnóstico dos diferentes tipos de EHE. Assim, e de acordo com a existência ou não de Se os EHEs não fossem classificados como ETEs pré-gravídicos, seriam classificados conforme descrito abaixo.

• Hipertensão de novo na gravidez.

• ETS gestacional.

• Pré-eclâmpsia .

o Não há critérios de gravidade.

o Com critérios de gravidade.

• Hipertensão crónica.

• Não associado a factores de comorbilidade.

• Associado a factores de comorbilidade.

• Com PE adicionado.

• Hipertensão não classificável / Outros estados hipertensivos.

Definição de estados hipertensivos da gravidez.

A tensão arterial elevada na gravidez é definida como uma tensão arterial sistólica (PAS) superior ou igual a 140 mm Hg ou uma tensão arterial diastólica (PAD) superior ou igual a 90 mm Hg, em várias medições, pelo menos duas delas separadas por quatro horas. As medições da pressão arterial (PA) devem ter sido efectuadas num estabelecimento de saúde. [25]Os casos em que a HTA é encontrada isoladamente seriam classificados como outros estados hipertensivos, incluindo a HTA transitória em resposta a um estímulo stressante (por exemplo, a dor das contracções uterinas) e a HTA do avental branco, com PA elevada apenas no consultório e PA normal na monitorização domiciliária de rotina. [25]

Hipertensão **gestacional**.

A hipertensão gestacional é a causa mais comum de tensão arterial elevada em mulheres grávidas. A sua incidência situa-se entre 6 e 17% nas mulheres nulíparas, sendo mais baixa nas mulheres multíparas (2-4%). O diagnóstico requer uma elevação da PA pela primeira vez acima das 20 semanas de gestação ou no puerpério precoce, na ausência de proteinúria ou sinais e sintomas associados à pré-eclâmpsia (maternos e fetais) e com desaparecimento da pré-eclâmpsia antes das seis semanas pós-parto. [6]

O diagnóstico de hipertensão gestacional é considerado temporário, dependendo da não ocorrência de pré-eclâmpsia e da confirmação da normalização d a PA após o puerpério, o que exclui a hipótese de hipertensão crónica. A maioria das mulheres grávidas torna-se normotensa na primeira semana após o parto. A incidência de mulheres cuja PA permanece patológica para além do puerpério é de 15% e, nestes casos, é feito o diagnóstico de HTN crónica. Semanas após o diagnóstico, a hipertensão gestacional pode evoluir para pré-eclampsia, com o aparecimento de proteinúria ou sinais e sintomas incluídos nos factores adversos ou complicações graves da pré-eclampsia .[25]

A curto prazo, não está associada a patologias maternas graves. No entanto, a longo prazo, as mulheres que tiveram hipertensão gestacional estão associadas a um risco acrescido de doença hipertensiva e cardiovascular, hiperlipidémia, doença renal crónica e diabetes mellitus, na maioria das vezes relacionada com um índice de massa corporal elevado.[26] A classificação do American College of Obstetricians and Gynecologists (ACOG) tem em conta a existência de factores de comorbilidade associados, como a diabetes mellitus pré-gestacional, que podem estar associados a resultados maternos e perinatais adversos (a curto e longo prazo). De igual modo, a hipertensão gestacional grave, definida como aquela em que a SAD é igual ou superior a 160 mm Hg e/ou a TPB é igual ou superior a 110 mm Hg, em duas mamadas separadas por pelo menos 4 horas, tem piores resultados maternos e fetais, semelhantes aos das doentes com pré-eclâmpsia grave e ainda piores do que os associados à pré-eclâmpsia ligeira ou não complicada.[27]

Pré-eclâmpsia

A pré-eclâmpsia é uma síndrome de envolvimento multissistémico que ocorre em mulheres grávidas. Classicamente, o diagnóstico de pré-eclâmpsia exigia apenas o aparecimento de novo de HTA igual ou superior a 140/90 e proteinúria superior a 0,3 gramas na urina de 24 horas, acima da 20ª semana de gestação. Embora cada vez mais em desuso, esta definição continua a ser aceite por sociedades nacionais e internacionais, como a Sociedade Espanhola de Ginecologia e Obstetrícia (SEGO) [28] e a OMS[29].

Atualmente, várias orientações clínicas, incluindo as da ACOG e da Sociedade de Obstetras e Ginecologistas do Canadá (SGOC), eliminaram a proteinúria como critério obrigatório para o diagnóstico de pré-eclâmpsia [30].
Esta mudança resulta da convicção de que a pré-eclâmpsia não é uma doença, mas sim uma síndrome em que existe uma disfunção endotelial multissistémica. A proteinúria, tal como a tensão arterial elevada, não é a causa, mas uma das suas consequências. Estes parâmetros clínicos, por si só, actuam como fracos preditores de resultados maternos e fetais adversos[31]; por isso, esperar pelo aparecimento de proteinúria para diagnosticar a Pré-eclâmpsia, pode atrasar o diagnóstico e as medidas terapêuticas adequadas. Os critérios de diagnóstico de Pré-eclâmpsia propostos pelo ACOG em 2014 são: Pressão Arterial e Proteinúria ou na ausência de proteinúria, AHT de novo além da ocorrência de qualquer um dos seguintes: Trombocitopenia, Insuficiência Renal, Comprometimento da Função Hepática, Edema Pulmonar ou Sintomatologia Cerebral ou Visual.[6]

Assim, o diagnóstico de pré-eclâmpsia requer uma elevação de novo da PA a partir das 20 semanas de gestação, mais pelo menos uma das seguintes condições:

• proteinúria de início recente, e/ou

• uma ou mais condições adversas, e/ou

• uma ou mais complicações graves.

Existem múltiplos factores de risco associados a uma maior predisposição para desenvolver pré-eclampsia. Os factores genéticos e imunológicos estão relacionados com a pré-eclâmpsia. Assim, foi observada uma maior predisposição em mulheres grávidas com antecedentes familiares de PE. O facto de ter sofrido pré-eclampsia numa gravidez anterior multiplica por sete o risco de recorrência. A associação entre esta patologia e a nuliparidade, a gravidez após mudança de parceiro, a conceção após inseminação artificial e a utilização de contraceção de barreira, implica uma exposição limitada aos antigénios paternos como possível fator predisponente. A gestação múltipla aumenta o risco de pré-eclâmpsia, ainda mais no caso de uma gravidez tripla, relacionada com o aumento da massa placentária. Este facto justificaria a pré-eclampsia que ocorre na gestação molar antes da 20ª semana de gravidez. [32]

As mulheres com patologias subjacentes relacionadas com o risco cardiovascular têm também maior probabilidade de desenvolver pré-eclâmpsia, como a idade materna superior a 40 anos, a resistência à insulina, a diabetes mellitus, a obesidade, a hipertensão, a nefropatia, a síndrome antifosfolipídica e a patologia inflamatória sistémica. Surpreendentemente, o tabagismo actua como um fator de proteção.[33]

A curto prazo, as doentes com pré-eclâmpsia apresentam um vasto leque de manifestações clínicas associadas ao envolvimento multissistémico desta síndrome. Caracteristicamente, a PA aumenta em resposta à vasoconstrição com aumento da resistência vascular. As manifestações clínicas podem variar desde a apresentação apenas de HTA até um quadro florido de falência multissistémica. O envolvimento dos diferentes órgãos e sistemas dependerá do estado prévio dos mesmos, da existência de patologia na mãe, bem como da gravidade da pré-eclâmpsia. Estudos epidemiológicos demonstraram que, a longo prazo, as mulheres com antecedentes de pré-eclampsia têm um risco acrescido de hipertensão e de doenças cardiovasculares. Esta probabilidade é ainda maior nas mulheres que tiveram PE recorrente nas suas várias gravidezes, naquelas que tiveram de interromper a gravidez pré-termo (antes das 37 semanas de gestação) e naquelas que desenvolveram um feto com RIC[8]. Nestas gravidezes, o risco de sofrer de doenças cardíacas no futuro é semelhante ao da população com obesidade, diabetes mellitus ou tabagismo. Tanto assim é que a American Heart Association acrescentou a pré-eclâmpsia à sua lista de factores de risco cardiovascular. [34]

Eclampsia.

Refere-se a convulsões e/ou coma inexplicáveis que ocorrem numa doente com PE, durante a gestação ou no pós-parto, sem outra doença neurológica coincidente que o possa justificar. Nos países desenvolvidos, a sua incidência situa-se entre 1 em 2000 e 1 em 3448 mulheres (grávidas ou no pós-parto), com taxas mais elevadas em áreas com poucos recursos e em gestações múltiplas. [35]

A sua etiopatogenia é ainda desconhecida e as teorias não distinguem se os achados podem ser a causa ou a consequência das convulsões; estas incluem vasoespasmo devido a encefalopatia hipertensiva, hemorragia cerebral, edema ou enfarte cerebral e encefalopatia metabólica. A eclâmpsia é geralmente precedida de cefaleias occipitais ou frontais graves e de perturbações visuais como escotomas, visão turva e fotofobia. O diagnóstico de eclâmpsia quase sempre coincide com uma crise hipertensiva, especialmente se ocorrer antes do parto. A associação é ainda maior se se desenvolver antes das 32 semanas de gestação. Cerca de 16% não apresentam HTN coexistente, sendo a percentagem menor (10%) se ocorrer antes da 32ª semana. A associação com a presença de proteinúria é também elevada (86%), embora a proteinúria não seja um pré-requisito. [35]
A eclâmpsia faz parte dos critérios de gravidade da pré-eclâmpsia e, por si só, justificaria a interrupção da gravidez assim que a doente estivesse estabilizada.[25]

Síndrome HELLP.

O acrónimo HELLP refere-se à síndrome em que ocorre anemia hemolítica (hemólise), enzimas hepáticas elevadas e plaquetas baixas (plaquetas baixas).[36]

Desenvolve-se em 0,1-0,8% das gravidezes em geral e em 10-20% das PEs graves. Na maioria dos casos, ocorre entre as 28 e as 36 semanas de gestação, embora possa ocorrer no segundo trimestre e no puerpério. O sintoma mais frequente é a dor no hipocôndrio direito e no epigástrio, sendo também frequentes as náuseas e os vómitos.A hemólise caracteriza-se pela presença de glóbulos vermelhos fragmentados (esquistócitos) nos esfregaços de sangue periférico e bilirrubina total igual ou superior a 1,2 mg/dL. As enzimas hepáticas são consideradas elevadas quando apresentam pelo menos o dobro do valor normal. A mais representativa é a alanina aspartato transferase com níveis superiores a 70 UI/L. [36] A síndrome HELLP também deve ser suspeitada em uma paciente com contagem de plaquetas abaixo de 100.000/mm.[22]

Pode desenvolver-se no decurso da pré-eclâmpsia, embora 15-20% tenham sido diagnosticados em mulheres grávidas sem PA elevada ou proteinúria. [37] Por este motivo, muitos autores consideram-na uma entidade separada da pré-eclâmpsia. A pré-eclâmpsia, apesar de também partilharem perturbações hepáticas graves como a hemorragia, o enfarte e a rutura. Associada ou não à pré-eclâmpsia, estima-se que a etiopatogénese desta síndrome seja semelhante à da pré-eclâmpsia, embora se observe uma maior inflamação hepática e ativação do sistema de coagulação na forma independente.Quando diagnosticada no contexto da pré-eclâmpsia, a sua relação com a gravidade da doença permanece controversa. Assim, a Canadian Clinical Practice Guideline eliminou a síndrome HELLP como critério de gravidade da pré-eclâmpsia, o que não seria uma indicação absoluta para a interrupção da gravidez. [25] O ACOG, na sua última revisão, propõe considerá-la como critério de interrupção da gravidez a partir das 34 semanas de gestação, dada a morbilidade e mortalidade materna associadas. Nos casos em que essa idade gestacional não foi atingida, a interrupção da gravidez está indicada após a maturação pulmonar fetal, desde que a paciente esteja estável e sob cuidados especializados.[6]

Pré-eclâmpsia grave.

Tal como acontece com a classificação da EHE, a definição de pré-eclampsia grave varia de acordo com as directrizes consultadas. Em princípio, a pré-eclampsia grave é definida como a pré-eclâmpsia em que se desenvolve pelo menos uma das complicações graves. Existem sinais e sintomas que, embora não façam parte da definição de pré-eclâmpsia grave, são uma expressão da gravidade da doença e a sua identificação alerta o especialista para evitar ou atrasar a progressão para pré-eclâmpsia grave.[25] Estes incluem proteinúria grave, oligúria, síndrome HELLP, acidente vascular cerebral, várias anomalias analíticas (trombocitopenia ligeira, tempo de tromboplastina parcial elevado, fibrinogénio diminuído, albumina sérica inferior a 20 g/litro), suspeita de DPNIP e a presença de sinais de morbilidade fetal (oligohidrâmnios, RIC, anomalias hemodinâmicas fetais comprovadas por estudo Doppler e morte fetal). De igual modo, o ACOG propõe a alteração do conceito de pré-eclâmpsia ligeira para o de pré-eclâmpsia não associada a critérios de gravidade, uma vez que, mesmo na ausência de tais critérios, está associada a um aumento da morbilidade e mortalidade materna e fetal.[6]

Classicamente, a proteinúria superior a 5 gramas na urina de 24 horas, a oligúria e a RIC faziam parte dos critérios de diagnóstico de pré-eclâmpsia grave. Assim, a conduta expetante de pacientes com diagnóstico de pré-eclâmpsia grave na presença de proteinúria maior que 5 gramas na urina de 24 horas não está associada a piores desfechos maternos, além de estar associada ao prolongamento do tempo de gestação[27], o que aumenta a idade gestacional no parto, reduzindo as complicações perinatais associadas à prematuridade. Mesmo quando se analisam os resultados estratificando as pacientes de acordo com a faixa de proteinúria, não foram encontradas diferenças em termos de taxas de eclâmpsia, NIPPD, edema pulmonar, síndrome HELLP, morte perinatal e morbidade neonatal[28]. 28 Portanto, a proteinúria grave por si só não seria um critério absoluto para a interrupção da gravidez.[6]

Uma TAS persistente superior ou igual a 160 mmHg ou uma TPB superior ou igual a 100 mmHg constituiria um critério de gravidade. A hipertensão persistente ou refractária varia de acordo com as directrizes consultadas. A Sociedade Canadiana considera-a persistente ou refractária ao tratamento anti-hipertensivo se a normalização não for alcançada nas doze horas seguintes à administração de três fármacos anti-hipertensivos.[25] Por outro lado, o Colégio Americano considera-a persistente se persistir por um período de quatro horas sem tratamento anti-hipertensivo e mais cedo se tiver sido necessário tratamento anti-hipertensivo.[6]

A elevação das enzimas hepáticas pode ser observada isoladamente ou no contexto da síndrome HELLP. Em qualquer dos casos, refere-se à gravidade da doença. A progressão para pré-eclâmpsia grave indicaria a necessidade de interromper a gravidez, independentemente da idade gestacional (IG), de modo a reduzir os resultados maternos e fetais adversos.[6]

Critérios de gravidade da pré-eclâmpsia (pelo menos um dos seguintes):

• PAS igual ou superior a 160 mmHg ou TPB igual ou superior a 100 mmHg, em duas ocasiões separadas por pelo menos 4 horas (exceto se o tratamento anti-hipertensivo tiver sido iniciado antes deste período), com o doente em posição reclinada.

• Trombocitopenia (contagem de plaquetas inferior a 100.000/microlitro).

• Comprometimento da função hepática indicado por enzimas hepáticas elevadas (pelo menos o dobro do valor normal) e/ou dor grave e persistente no epigástrio ou no hipocôndrio direito que não responde ao tratamento analgésico e não é justificada de outra forma.

• Insuficiência renal progressiva (concentração de creatinina sérica superior a 1,1 mg/dL ou o dobro do seu valor habitual na ausência de doença renal prévia.
• Edema pulmonar.
• Perturbações visuais ou cerebrais.

A HTN pré-existente ou crónica é considerada quando a doente tem uma TAS pré-gravidez maior ou igual a 140 mmHg ou TPB maior ou igual a 90 mmHg, bem como HTN que surge antes das 20 semanas de gravidez ou persiste para além das 12 semanas pós-parto. [38]

A taxa de hipertensão crónica na população grávida é de cerca de 5%, valor que varia consoante a população e os critérios de diagnóstico utilizados38 . 38 A maioria sofre de hipertensão primária, sendo que cerca de 10% das grávidas têm patologia renal ou endócrina associada (hipertensão secundária).

Hipertensão crónica com pré-eclâmpsia sobreposta.

A pré-eclâmpsia é definida como o desenvolvimento de pré-eclâmpsia numa mulher grávida com hipertensão pré-gestacional. Nestas doentes, o diagnóstico é efectuado após o aparecimento de novo de proteinúria ou o desenvolvimento de condições adversas ou complicações graves de pré-eclâmpsia após as 20 semanas de gestação.[25]

Nos casos em que a proteinúria estava previamente presente, o diagnóstico de pré-eclampsia sobreposta é feito quando se observa um agravamento da PA ou quando esta é refractária ao tratamento, bem como após o desenvolvimento de complicações analíticas e clínicas típicas da pré-eclampsia grave, acima da 20ª semana de gravidez.

A HT crónica aumenta o risco de desenvolver pré-eclâmpsia. A taxa de mulheres com HTN crónica que desenvolvem pré-eclâmpsia sobreposta é de 13-40%, muito mais elevada do que na população em geral. Isto varia consoante a etiologia, a comorbilidade associada, a duração e a gravidade da doença. [39]

A HTN crónica está associada a um aumento da morbilidade e mortalidade materna e perinatal, mesmo na ausência de pré-eclâmpsia. No entanto, a pré-eclâmpsia em excesso conduz a piores resultados8. Assim, o risco relativo (RR) de morte perinatal é de 2,3 para as grávidas com HTN crónica, aumentando para 3,6 quando associado a pré-eclâmpsia sobreposta. [40] A morbilidade materna é largamente determinada pela gravidade da HTN crónica pré-existente, pelos factores de comorbilidade associados (nefropatia, diabetes mellitus, obesidade), bem como pelo desenvolvimento de pré-eclampsia sobreposta.

Etiopatogénese da pré-eclâmpsia

Apesar dos avanços na compreensão da etiopatogénese da pré-eclampsia

Há muitos aspectos que permanecem desconhecidos.

A gravidez, ou melhor, a placenta, é um pré-requisito fundamental para o estabelecimento desta patologia, sendo o órgão central da sua patogénese; assim, o fim da gestação com o parto é necessário para que a pré-eclampsia desapareça. A existência do feto não é essencial para o desenvolvimento desta patologia. A grávida reconhece a placenta como um tecido estranho e, como tal, desencadeia uma resposta imunitária e inflamatória sistémica. Normalmente, esta reação é de baixa intensidade e no início da gravidez ocorre uma tolerância imunológica à placenta e ao feto alogénico por parte da mãe. Se tal não acontecer, é desencadeada uma resposta imunológica e inflamatória exagerada e o binómio placenta-mãe fica desequilibrado.

O aumento do risco de pré-clâmpsia está relacionado com os seguintes aspectos:
Exposição às vilosidades coriónicas pela primeira vez (primigestas).
Exposição a um excesso de vilosidades coriónicas (gestação múltipla, gestação molar).

Existência de factores de risco que promovem a ativação endotelial ou inflamatória (diabetes, doença renal, patologia cardiovascular).
Predisposição genética para desenvolver um estado hipertensivo durante a gravidez.
Existem várias teorias que tentam resolver o paradigma da etiologia da pré-eclâmpsia, incluindo as seguintes. [41]
Defeito de implantação placentária com invasão anormal das artérias espirais pelo trofoblasto. Intolerância imunitária entre os tecidos materno, paterno (placenta) e fetal. Má adaptação materna às alterações cardiovasculares e inflamatórias da gravidez normal.

Factores epigenéticos.

Além disso, existe uma teoria segundo a qual a pré-eclâmpsia, ou pelo menos a apresentação precoce da pré-eclâmpsia, se desenvolve em duas fases. A primeira fase ocorre até cerca das 20 semanas de gestação e refere-se ao defeito da placenta. A segunda está relacionada com as consequências do défice placentário. Por um lado, há um comprometimento fetal devido à hipoperfusão e subsequente hipóxia (CIR). Por outro lado, seria desencadeada uma resposta endotelial materna sistémica, intimamente ligada ao desequilíbrio entre factores pró-angiogénicos e antiangiogénicos, ao stress oxidativo e à disfunção endotelial e imunitária. [42] Esta resposta poderia estar sujeita a variações em função da existência de factores maternos predisponentes como a diabetes, a obesidade, a patologia renal e cardiovascular, as alterações imunológicas e os factores genéticos. Atualmente, muitos grupos de investigação defendem que um desequilíbrio nos factores reguladores da angiogénese desempenha um papel fundamental na patogénese da pré-eclâmpsia. Do mesmo modo, quando se procede a uma análise anatomopatológica da placenta de doentes com PE grave, observam-se anomalias importantes como enfartes, aterose, trombose e inflamação crónica. Algumas dessas alterações podem ser conseqüências da doença hipertensiva sobre a placenta, porém, outras precedem a clínica materna. [43]

Mecanismo normal de placentação.

A placentação ocorre durante a primeira metade da gravidez. A perfusão materna da placenta ocorre através das artérias espirais. Durante a placentação, estas são invadidas por células trofoblásticas extravilosas intersticiais e endovasculares em duas ondas. A invasão da porção decidual das artérias espirais ("primeira onda"), completa-se por volta das 12-14 semanas de gestação. As artérias espiraladas da decídua basal são as que vão sofrer esta remodelação, que faz com que os segmentos invadidos percam o músculo liso e as terminações adrenérgicas. Passam de vasos de alta resistência e calibre estreito a vasos de baixa resistência e alta capacitância. Como resultado, dilatam-se generosamente, levando a uma diminuição da resistência vascular e a um aumento do fluxo placentário, essencial para a nutrição fetal. [44]

No início da gravidez, está presente na decídua um elevado número de linfócitos granulares denominados células natural killer (NK). As NKs decíduas (dNKs) desempenham um papel fundamental na invasão dos trofoblastos e na angiogénese. Através da produção de factores pró-angiogénicos, como o fator de crescimento endotelial vascular (VEGF) e o fator de crescimento placentário (PlGF), mediam a angiogénese; e através da produção de interleucinas (como a interleucina-8, IL-8) e mediadores de necrose tumoral (como a proteína-10 induzida por interferão, IP-10), promovem a atração química do trofoblasto para as artérias espirais. Postula-se que os macrófagos deciduais também desempenham um papel importante neste processo, inibindo a ação citotóxica da dNK durante a gravidez.

Mecanismos de placentação anormal.

Factores genéticos, ambientais e imunológicos podem predispor a um defeito nos mecanismos de implantação placentária e consequente disfunção da placenta. [31]
Na pré-eclâmpsia, a remodelação pelo trofoblasto endovascular e interticial ocorre de forma incompleta, restringindo-se aos segmentos deciduais periféricos, pelo que as artérias espiraladas continuam a restringir-se aos segmentos periféricos. retendo o seu músculo liso e a sua lâmina elástica, fazendo com que a sua forma tortuosa se mantenha, com paredes musculares espessas e estreitas.O músculo liso persistente permanece vasoativo e causa hipoperfusão intermitente da placenta, levando a stress oxidativo que resulta na libertação de factores anti-angiogénicos (incluindo tirosina quinase 1 semelhante a fms solúvel, sFlt-1 e endoglina solúvel, sEng) na circulação materna. Por sua vez, há uma diminuição dos factores pró-angiogénicos

(PIGF, VEGF).[43]
O desequilíbrio angiogénico aumenta a inflamação vascular materna e desencadeia uma disfunção endotelial generalizada ou multissistémica que pode ser observada nos órgãos-alvo afectados pela pré-eclâmpsia (cérebro, fígado, rim), levando ao aparecimento de sinais típicos como a hipertensão e a proteinúria. Vários estudos epidemiológicos observaram níveis aumentados de factores anti-angiogénicos (sFlt-1 e sEng) no sangue materno antes e durante o desenvolvimento da pré-eclâmpsia clínica [34].
Além disso, a ativação de células endoteliais, leucócitos inflamatórios e plaquetas induzem alterações nas proteínas da coagulação, no complemento e nas citocinas pró-inflamatórias.[43]

A hipóxia placentária é um pré-requisito necessário, mas nem sempre suficiente, para o aparecimento da pré-eclâmpsia. Tem-se observado que nem todas as placentas de mulheres com PE apresentam as alterações associadas à transformação defeituosa das paredes das artérias espirais. Existem pelo menos dois outros fenómenos que podem comprometer a perfusão placentária, nomeadamente a aterosclerose aguda e a trombose.
O desenvolvimento de aterosclerose aguda ou de trombose na placenta pode desenvolver-se numa mãe que já estava predisposta devido à morbilidade associada (hipertensão, diabetes mellitus, síndrome antifosfolipídica). Na pré-eclâmpsia, a inflamação vascular sistémica e o perfil lipídico pró-aterogénico típico da gravidez são exageradamente acentuados. Assim, as células espumosas cheias de lípidos e os macrófagos depositam-se no subendotélio das artérias espirais, formando-se necrose fibrinóide e infiltração linfocítica perivascular nas extremidades distais. A aterose aguda favorece tanto os fenómenos trombóticos como a diminuição do fluxo no espaço interviloso, com a consequente hipoperfusão e hipóxia, actuando como mais uma fonte de stress oxidativo.

Patogénese da pré-eclâmpsia.

A pré-eclampsia é muito heterogénea na sua forma de apresentação. As diferentes variedades desta patologia distinguem-se pela sua origem, prevalência, momento de apresentação, gravidade e danos colaterais que se podem desenvolver, tanto nos órgãos-alvo maternos como no feto. [45]
De uma forma muito simplista, podem diferenciar-se dois grupos de acordo com a origem d a pré-eclâmpsia. No primeiro, postula-se que a pré-eclâmpsia pode ser gerada como consequência de uma alteração na placenta numa mãe com vasos arteriais originalmente normais, o que designaríamos por pré-eclâmpsia de origem placentária. Esta é menos frequente, tem um início precoce e está normalmente associada a uma maior gravidade da pré-eclâmpsia, bem como a um grave

comprometimento fetal. Em contraste, no segundo grupo, a pré-eclâmpsia pode desenvolver-se como consequência de uma mãe com uma árvore vascular previamente comprometida, sem um defeito placentário, podendo por isso ser referida como pré-eclâmpsia materna. É o caso de grávidas com patologia hipertensiva crónica, diabetes e vasculopatia presente em várias doenças crónicas (anticorpo antifosfolípido). A pré-eclâmpsia de origem materna é mais prevalente, tende a desenvolver-se mais tarde e não compromete tanto o bem-estar do feto. No entanto, é provavelmente mais comum encontrar pré-eclâmpsia de origem mista, em que uma placentação mais ou menos comprometida coexiste com alterações vasculares maternas em diferentes graus. É talvez esta forma de apresentação que está associada à maior gravidade da pré-eclâmpsia. Nestes casos, a própria disfunção endotelial crónica pode ser a origem da placentação deficiente. [46]

A pré-eclâmpsia também é designada por precoce e tardia, consoante a altura em que surge durante a gravidez. [45]

A pré-eclâmpsia de início precoce está normalmente associada à pré-eclâmpsia de origem fetal, embora a sua patogénese e a evolução da doença sejam mais semelhantes às da pré-eclâmpsia de origem mista. Assim, quanto maior for a alteração placentária e quanto maior for a predisposição materna para o dano endotelial, mais grave e precoce será a pré-eclâmpsia.

A fisiopatologia da **pré-eclâmpsia tardia** é menos clara. O componente placentário desempenha provavelmente um papel mais fraco e as co-morbilidades vasculares maternas são os factores predisponentes. No entanto, o aumento do risco cardiovascular a longo prazo em doentes com PE é maior naquelas que desenvolvem pré-eclampsia precocemente. Assim, a distinção entre PE precoce e tardia, em termos de etiopatogénese, tem sido recentemente questionada por vários autores, que insistem que existem poucas evidências que suportem esta hipótese. [45]

A favor da teoria da dicotomização entre doença precoce e tardia, uma mãe previamente saudável poderia tolerar um insulto tóxico placentário moderado sem desenvolver pré-eclâmpsia ou fazê-lo de forma tardia e ligeira. Nestes casos, o feto, que inicialmente não é afetado, cresce sem incidentes até ao final da gestação, altura em que exige mais da sua placenta. A placenta torna-se insuficiente, provocando o aparecimento de pré-eclâmpsia. Isso pode explicar a maior proporção de fetos grandes nas PEs tardias. [47] O facto de estar relacionado com menor ou nenhum compromisso fetal não significa que este grupo esteja isento de complicações. Assim, 20% das síndromes HELLP e 55% das eclampsias ocorrem em gestações a termo. [48]

A pré-eclâmpsia e a restrição do crescimento intrauterino são duas doenças que se podem desenvolver durante a gestação e que têm em comum um defeito placentário. No entanto, a pré-eclâmpsia leva ao aparecimento de manifestações maternas que não se desenvolverão no caso de RIC isolada (sem EP coexistente). As duas condições podem desenvolver-se de forma independente, embora também

possam coincidir na mesma gestação. [49]
Foi recentemente publicado que as doentes que desenvolvem apenas RIC terão um risco acrescido de patologia cardiovascular no futuro, independentemente de terem tido pré-eclampsia, embora em menor grau. Da mesma forma, as pacientes com RIC isolada também têm uma maior predisposição para ter doença hipertensiva antes e depois da gravidez. Assim, tem sido proposto que o risco de PE e/ou RCI está intimamente ligado à suscetibilidade materna para a disfunção endotelial, o que justificaria o aumento do risco cardiovascular e a má placentação.
Por outro lado, tendo em conta o estado pré-concecional dos endotélios maternos, foi proposto um modelo para explicar a pré-eclâmpsia precoce com RCI, a pré-eclâmpsia tardia sem RCI e mesmo a RCI sem PE. Assim, um defeito placentário pode existir sem estar necessariamente associado à pré-eclâmpsia. Assim, são descritas as seguintes possibilidades. [50]

PE materna ou tardia (sem RIC). Se a função endotelial estiver comprometida antes da gravidez e a placentação for normal, só no final da gravidez é que ocorrerá descompensação inflamatória sistémica e pré-eclâmpsia. Os factores antiangiogénicos não estariam aumentados.
PE placentária ou precoce (com RIC). Se à disfunção endotelial juntarmos uma placentação deficiente, o stress oxidativo agravaria a patologia materna sistémica, o que conduziria à pré-eclâmpsia, frequentemente associada à RIC. Os factores anti-angiogénicos estariam aumentados.
RIC sem PE. Se houver uma placentação deficiente com uma boa função endotelial materna prévia, o stress oxidativo resultará numa nutrição fetal deficiente, mas sem descompensação inflamatória generalizada e, por conseguinte, sem pré-eclâmpsia. Os factores pró-angiogénicos estão diminuídos e os factores anti-angiogénicos podem estar elevados.

Métodos de previsão da pré-eclâmpsia

A previsão adequada das grávidas em risco de desenvolver PE é um desafio atual. Existem muitas teorias que tentam explicar o porquê da ocorrência da pré-eclâmpsia, de forma a estabelecer os factores de risco que podem predispor ao seu aparecimento, com o objetivo de encontrar métodos de diagnóstico que permitam estabelecer um tratamento diretamente ligado à etiopatogenia desta patologia, o mais eficaz e precoce possível. O teste deve ter uma sensibilidade e especificidade adequadas, com uma elevada probabilidade de um teste positivo e uma baixa probabilidade de um resultado negativo. Além disso, a técnica utilizada deve ser facilmente reprodutível, com tecnologia disponível para a grande maioria. Idealmente, o teste proporcionará a oportunidade de prevenir o desenvolvimento da doença ou, pelo menos, de melhorar os resultados maternos e fetais.

Até à data, foram desenvolvidos vários métodos de previsão da PE. Embora recentemente se tenha percebido que o futuro do diagnóstico precoce se baseará no estudo bioquímico **de vários marcadores**, existem outros métodos, como a **história clínica (HC), a avaliação da PA e o Doppler das artérias uterinas**, que até agora, em algumas directrizes, têm sido utilizados nos cuidados de rotina, tanto isoladamente como em combinação. Alguns têm sido desaconselhados para utilização na prática clínica. Outros ainda estão a ser estudados. A infusão de angiotensina II para determinar a reatividade vascular (ao infundi-la, observa-se um aumento da PA) obteve um valor preditivo positivo (VPP) para PE de 40%; no entanto, o desenho do teste impede a sua utilização na prática clínica. [51] A determinação da calicreína (envolvida na regulação da PA) na urina materna mostrou um VPP de 91% para PE, o que não foi encontrado noutros estudos. [52] A análise proteómica e genómica parece promissora, com VPP e valor preditivo negativo (VPN) elevados observados em estudos preliminares para a previsão de pré-eclâmpsia precoce; no entanto, é necessária mais investigação neste campo.

Historial médico

Existem diferentes aspectos do HC de uma gestante que podem nos orientar quanto ao risco que, a priori, ela pode ter de desenvolver pré-eclâmpsia. Os antecedentes pessoais ou familiares, a idade materna igual ou superior a 40 anos, a raça negra, a nuliparidade, o índice de massa corporal (IMC) superior a 30, a PA basal elevada e a presença de doença vascular pré-existente são alguns deles. O Reino Unido incorporou um teste preditor de risco para pré-eclâmpsia na primeira consulta de rotina da gestante. Através de uma série de características maternas como os antecedentes pessoais e familiares, a idade e o IMC, é possível identificar precocemente as grávidas com predisposição para desenvolver pré-eclampsia. Assim, através de um acompanhamento mais exaustivo da sua gravidez, pretende-se diagnosticar precocemente a doença, com o objetivo de reduzir as complicações maternas e fetais. [53]

Um estudo realizado em Inglaterra avaliou algoritmos de previsão de EHE baseados na análise multivariada de factores maternos, diferenciando-os de acordo com o seu poder preditivo para pré-eclampsia precoce, tardia e hipertensão gestacional. Para identificar que factores de risco maternos estavam associados a estes diferentes tipos de EHE, foi utilizada a análise de regressão logística. Para uma taxa de falsos positivos de 5%, verificou-se uma taxa de deteção de PE precoce de 37,0%, de PE tardia de 28,9% e de hipertensão gestacional de 20,7%. Os factores de risco mais associados à pré-eclâmpsia precoce foram a raça negra, a HTA crónica, a história pessoal de pré-eclâmpsia numa gravidez anterior e o uso de fármacos indutores da ovulação. Para a pré-eclâmpsia tardia e a HTA gestacional, verificou-se um maior poder preditivo com a idade e o IMC maternos mais elevados, a raça negra e a história prévia ou familiar de PE. A raça indiana e paquistanesa foi associada a um maior risco de desenvolver PE tardia46, 54

A medição da PA ao longo da gestação, e em particular durante o segundo trimestre, tem sido utilizada como método de diagnóstico da pré-eclâmpsia, embora não de forma isolada. Alguns estudos sugerem que se pode observar um aumento da PA média desde o primeiro trimestre da gravidez em mulheres com maior predisposição para a pré-eclâmpsia. Assim, em pacientes com PE, verificou-se que a PA média no primeiro trimestre está inversamente relacionada à IG no parto55. 55
A importância da avaliação do risco no primeiro trimestre reside no facto de se poder aplicar um tratamento profilático a estas doentes para que não desenvolvam pré-eclâmpsia. Vários estudos aleatórios demonstram que a aspirina pode reduzir a incidência de pré-eclâmpsia em cerca de 50%, desde que o tratamento seja iniciado antes da 16ª semana de gravidez. Uma meta-análise recente de 42 estudos com um grande número de mulheres grávidas mostrou que a aspirina em doses baixas iniciada às 16 semanas ou mais cedo está associada a uma redução da morte perinatal, da PE, da PE grave, da RIC e do parto prematuro. 56

A HC, por si só, é capaz de identificar 35-50% dos PE que requerem a interrupção da gravidez antes das 34 semanas, com uma taxa de falsos positivos de 5-10%. 57
Marcadores bioquímicos

A recente descoberta da importância do equilíbrio angiogénico no desenvolvimento desta patologia apoia a teoria das duas fases da pré-eclâmpsia. Factores epigenéticos e imunológicos podem predispor à lesão inicial que ocorre na pré-eclâmpsia com falha na implantação da placenta e disfunção subsequente. 58 Isto resulta numa alteração da expressão placentária de factores angiogénicos e anti-angiogénicos. Os factores angiogénicos, como o PIGF, estão diminuídos e os factores anti-angiogénicos, como o sFlt-1, estão aumentados. O desequilíbrio entre os dois pode afetar as células endoteliais e levar a lesões em diferentes órgãos-alvo16. Isto diz respeito principalmente à pré-eclâmpsia de início precoce, uma vez que se pensa que o componente placentário da patogénese da pré-eclâmpsia de início tardio desempenha um papel menos preponderante. 59
No estudo da placenta afetada, observam-se níveis anormais de PIGF e sFlt-1, com as consequentes alterações nas suas concentrações circulantes no soro materno, tendo sido desenvolvidos testes altamente sensíveis para a sua deteção. A utilização destes marcadores ajudaria na previsão e diagnóstico da pré-eclâmpsia, sendo especialmente útil quando a sua relação é calculada como um quociente (sFlt1/PIGF). Com estes, foi publicada uma sensibilidade de 89% e uma especificidade de 97% para a deteção de pré-eclâmpsia precoce. 60, 61
Da mesma forma, observou-se que o rácio entre os factores anti-angiogénicos e angiogénicos é capaz de prever com grande precisão os resultados adversos

relacionados com a pré-eclâmpsia. [62] Esta contribuição é de grande interesse, uma vez que a alteração de parâmetros clínicos clássicos, como a hipertensão e a proteinúria, não são preditores adequados de resultados adversos. O objetivo da previsão e do diagnóstico precoce é modificar a evolução desta patologia para melhorar os resultados materno-fetais. Com base nisto, está a ser aplicado experimentalmente um tratamento que consiste na eliminação parcial de sFlt-1 do sangue materno para melhorar os parâmetros clínicos da doença e prolongar a gestação. [63]

Verifica-se que o PIGF está diminuído não só na fase clínica da doença, mas também semanas antes do desenvolvimento da doença, razão pela qual tem sido utilizado para prever a pré-eclâmpsia no primeiro trimestre. Observou-se que o nível de PIGF está inversamente relacionado com a IG no parto, pelo que quanto mais precoce e grave for a pré-eclâmpsia, o que implica um final de gestação mais precoce, menor será a quantidade deste fator angiogénico no sangue materno. [64]

A PAPP-A (pregnancy-associated plasma protein A), uma metaloproteinase derivada do sinciciotrofoblasto que estimula a função mitogénica dos factores de crescimento semelhantes à insulina envolvidos no desenvolvimento placentário, também tem sido amplamente associada à pré-eclâmpsia, especialmente o seu baixo nível no primeiro trimestre de gestação, pelo que o seu valor faz parte dos programas de previsão combinada no início da gravidez. Tal como acontece com o PIGF, o nível de PAPP-A está inversamente relacionado com a IG no parto. [64]

Existem outros marcadores bioquímicos como a sEng e o VEGF. A sua avaliação poderia ser utilizada como preditor de PE, mas com baixo poder preditivo e estudos de baixa qualidade metodológica que, para já, desaconselham a sua utilização na prática clínica. Uma revisão sistemática analisou 22 estudos de caso-controlo e 12 estudos de coorte em que o PIGF, VEGF, sFLT-1 e sENG foram avaliados no soro materno. A sua capacidade de detetar a pré-eclâmpsia foi menor no primeiro trimestre do que na segunda metade da gestação. As concentrações de PIGF e VEGF foram menores naquelas que desenvolveram pré-eclâmpsia e as de sFLT-1 e sENG foram maiores. Para o PIGF o OR foi de 9 (95% Intervalo de Confiança, IC 5,6-14,5) com uma sensibilidade de 32%; para o sFLT-1 o OR foi de 6,6 (95% IC 3,1-13,7) e uma sensibilidade de 26%; para o sENG o OR foi de 4,2 (95% IC 2,4-7,2), com uma sensibilidade de 18%. [64]

A utilização de marcadores bioquímicos não foi acrescentada à prática diária nas directrizes clínicas. Recentemente foi publicado um documento em que os obstetras são encorajados a introduzi-lo na prática diária, argumentando que o rácio sFlt-1/PIGF poderia ajudar a otimizar a gestão da doente com PE. Refere-se ainda que está por demonstrar se o rastreio seriado deste rácio ao longo da gestação poderá melhorar a taxa de previsão desta patologia. [65]

Por outro lado, até à data, várias directrizes afirmam que a otimização da abordagem médica para o diagnóstico da pré-eclâmpsia é, até à data, o único fator prognóstico

modificável na pré-eclâmpsia e, com base nas directrizes (que não incluem a utilização de biomarcadores), as complicações maternas são substancialmente reduzidas em comparação com a gestão não normalizada (de 5,1% para 0,7%, p<0,001; OR 0,14, 95% CI 0,04-0,49). [66]
Atualmente, são muito poucas as directrizes clínicas que incluem biomarcadores como preditores e diagnósticos de PE, embora as linhas de investigação actuais e futuras se centrem neles, tanto isoladamente como em combinação com outros marcadores, como as características demográficas maternas e o estudo Doppler das artérias uterinas.

Aplicação do Doppler no estudo do fluxo das Artérias Uterinas.

As artérias uterinas (UAt) originam-se da artéria ilíaca interna. Atingem o colo do útero ao nível do orifício cervical interno, onde descrevem um arco ascendente. Pouco antes de chegarem ao colo do útero, os ramos vesico-vaginais e a artéria cérvico-vaginal, que vão irrigar a porção inferior do colo do útero e a artéria cérvico-vaginal, desprendem-se da parede anterolateral da vagina. Após descreverem o arco, ascendem ao longo da borda lateral do útero, ao longo da qual se originam as artérias arqueadas, o ramo que supre o ligamento redondo e o ramo que conduz ao fundo uterino, onde se anastomosa com o ramo contralateral. [67]
As artérias arqueadas dividem-se em dois ramos, um para a parte anterior e outro para a parte posterior do útero, anastomosando-se com os ramos contralaterais para formar um anel vascular. Este anel corre na junção dos dois terços internos com o terço externo do miométrio. A partir deste anel vascular, surgem pequenos ramos, ramos centrífugos que se dirigem para a serosa uterina e artérias radiais que se dirigem para o endométrio. No endométrio, originam-se as artérias basais e espirais. [68]
Em obstetrícia, a ecografia Doppler é um exame extremamente útil, desde que seja aplicado de forma orientada, tendo em conta o contexto clínico em que é utilizado. A nível fetal, permite identificar o movimento do sangue dentro de um vaso e avaliar a sua direção, velocidade e quantidade. Isto permite compreender com maior precisão as alterações hemodinâmicas fetais, optimizando o controlo fetal e reduzindo a morbilidade e a mortalidade perinatal nas gravidezes de alto risco. A nível materno, a análise Doppler das artérias uterinas é uma técnica não invasiva que permite o estudo indireto do processo de placentação (invasão trofoblástica das artérias espirais), estando o seu defeito na base da etiopatogenia da pré-eclampsia e de algumas das complicações associadas. Assim, a falha no estabelecimento de uma circulação uteroplacentária de baixa resistência é o facto fisiopatológico em que se baseia a previsão da pré-eclâmpsia através do estudo da DAUt. [67] No estudo dos vasos arteriais, o Doppler traduz-se numa onda de fluxo com um pico sistólico máximo e um pico diastólico. Em contrapartida, o fluxo num vaso venoso seria

representado por uma onda contínua, sem distinção entre sístole e diástole. [67] Na gestação normal, a forma da onda vai se modificando progressivamente à medida que ocorrem alterações no território vascular uteroplacentário. As artérias espiraladas sofrem alterações anatómicas para se tornarem artérias uteroplacentárias. [67] No início da gestação (durante as primeiras 10-12 semanas), as artérias se comportam como vasos de alta resistência, com alta pulsatilidade, apresentando um pico sistólico com alta aceleração, e um entalhe protodiastólico (entalhe protodiastólico) representando o rebote elástico da parede muscular após a sístole. Assim, o entalhe protodiastólico é definido como a diminuição ou ausência de fluxo no início da diástole, justificada pela rigidez da parede do vaso. Como a diástole é um fenómeno passivo, as velocidades são baixas e a onda tem uma inclinação descendente. Há pouco fluxo diastólico final, representando o fluxo no espaço interviloso. [68] A partir de aproximadamente 12 semanas de gestação, as artérias espirais perdem sua camada muscular, resultando em aumento do fluxo no espaço interviloso. Isso resulta na perda da clivagem protodiastólica, no aparecimento progressivo de aumento do fluxo diastólico na IVA com aumento das velocidades sistólica e diastólica, refletindo um leito vascular de baixa resistência. O volume placentário aumenta e a pulsatilidade da UAT diminui.[68]

Progressivamente, entre as 12 e as 24 semanas de gravidez:
• O entalhe protodiastólico desaparece.
• Diminuição da resistência vascular no leito uteroplacentário.
• As velocidades (sistólica e sobretudo diastólica) aumentam.

No entanto, quando a placentação é anormal e as artérias espiraladas não perdem a sua camada muscular, persiste uma árvore vascular uterina de alta resistência, resultando em artérias uterinas com alta resistência ao fluxo sanguíneo. Este facto, por sua vez, reflecte-se no TUA com uma forma de onda em que persiste a clivagem protodiastólica, baixas velocidades sistólica e diastólica e consequentes índices de resistência e pulsatilidade elevados dos TUAs.[68]

Este estado de alta resistência no leito uteroplacentário está relacionado à pré-eclâmpsia, RIC, NIPPD e morte perinatal. Atualmente, a DATU é utilizada para prever a pré-eclâmpsia no primeiro e segundo trimestres, bem como uma ferramenta para a classificação prognóstica da RIC, ajudando a identificar casos que possam beneficiar de uma gestão obstétrica mais ativa. [68]

Metodologia de medição da artéria uterina
É importante adaptar os parâmetros técnicos de aquisição do Doppler às características de fluxo de cada vaso, de modo a obter um sinal adequado e interpretável na clínica.

Rota de aproximação

Via transvaginal. É normalmente utilizada quando o estudo é efectuado no primeiro trimestre, ou em doentes obesas no segundo e terceiro trimestres. A sonda é introduzida na vagina, paramedialmente ao colo do útero. A artéria uterina está localizada ao nível do orifício cervical interno. Abaixo da artéria uterina estão as artérias cervicais; acima dela estão as artérias arqueadas. A artéria uterina tem uma velocidade elevada (mais de 60 cm/segundo, geralmente mais de 100 cm/segundo). O volume A amostra (porta) deve ser colocada no centro do copo e com uma abertura de 2-3 cm. mm. Deve ser escolhida a secção mais vertical da artéria. [68]

Via transabdominal. Normalmente utilizada no segundo e terceiro trimestres de gravidez. O fluxo sanguíneo é medido ao nível da junção do TUA com a artéria ilíaca, antes da ramificação (1-2 cm distal à junção). [68]

Técnica de otimização do estudo Doppler das artérias uterinas

Para um desempenho ótimo do estudo Doppler, deve ser tida em conta uma série de parâmetros, que podem ser modificados pelo operador com o aparelho de ultra-sons.

Tamanho da janela. Na avaliação transabdominal, uma vez que a sonda de ultrassom tenha sido colocada sobre a fossa ilíaca da gestante, a tela deve mostrar uma janela colorida proporcional à AUt que desejamos analisar, com o vaso no centro da janela. A imagem deve ser ampliada utilizando a função de zoom do aparelho.

Ângulo de insonação. Como a velocidade é dependente do ângulo, o ângulo em que a sonda do feixe de ultrassom atinge o eixo longitudinal do vaso a ser estudado deve ser conhecido. Este ângulo deve ser inferior a 30°, o mais próximo possível de 0°.

Para otimizar a técnica, o volume da amostra deve ser adaptado ao calibre do recipiente, a fim de evitar o fluxo de recipientes adjacentes e ruídos externos, e o cursor ou paquímetro deve ser colocado no centro do recipiente.

O Doppler a cores deve ser utilizado com uma escala de velocidade elevada (30-50 cm/seg). No primeiro trimestre, se encontrarmos uma velocidade baixa, devemos pensar que estamos a avaliar erradamente a artéria cervical. Se no segundo ou terceiro trimestre obtivermos uma velocidade de fluxo baixa, devemos pensar que estamos a medir a artéria arqueada. Para as estudar, devem obter-se três a cinco ondas consecutivas de morfologia semelhante, ocupando três quartos do ecrã.

Variáveis mensuráveis (avaliação qualitativa e quantitativa)
O objetivo do Doppler de fluxo sanguíneo é poder analisar a forma de onda do fluxo exibida pelo aparelho de ultra-sons, a fim de determinar se existe uma resistência alta ou baixa do vaso à passagem do fluxo sanguíneo. Uma vez obtida a forma de onda, é possível efetuar uma avaliação quantitativa e qualitativa.

Avaliação quantitativa da onda de fluxo. [67]

A avaliação quantitativa da forma da onda é a mais utilizada na prática clínica. A onda de fluxo analisa a velocidade do sangue que, por sua vez, depende da resistência distal da rede de distribuição, da força exercida pelo coração e da viscosidade do sangue. Nos vasos arteriais, a velocidade vai depender do ciclo cardíaco, de modo que se observa um pico de velocidade máxima coincidente com a sístole ventricular. A velocidade então diminui, atingindo um mínimo no final da diástole. Os componentes mais proeminentes da onda Doppler são o pico ou velocidade sistólica e o pico ou velocidade diastólica ou diastólica final. A diferença entre os dois picos constitui a pulsatilidade. À medida que a resistência aumenta no leito distal ao vaso que está a ser examinado, o fluxo diastólico final diminui, chegando mesmo a estar ausente ou invertido; assim, quanto maior for a diferença entre a velocidade sistólica e a velocidade diastólica, maior é a resistência no leito distal. Estes índices não medem valores absolutos do fluxo vascular e, por conseguinte, não requerem o conhecimento do ângulo de insonação ou do diâmetro do vaso que está a ser examinado. São eles o índice de pulsatilidade (PI), o índice de resistência (RI) e o rácio sístole/diastólico. [67] O índice de pulsatilidade é o mais utilizado em medicina materno-fetal, uma vez que é o índice mais reprodutível, objetivo e eficaz na previsão de pré-eclâmpsia, RCI e outros resultados adversos da gravidez. É o índice que melhor se correlaciona com a gravidade clínica das complicações associadas. Existem valores normais para os IPs da UAt, de acordo com a idade gestacional, que devem ser referidos para avaliação. Como o estudo deve ser realizado em ambas as artérias uterinas (direita e esquerda), será encontrado o IP médio de ambas as artérias (IPm), sendo considerado alterado quando ultrapassar o percentil 95 nas curvas de normalidade. O IP normal diminui ao longo da gravidez, como consequência da diminuição progressiva da resistência da circulação útero-placentária à medida que a gravidez avança. [67]

$IP = (S - D) / M$
S: velocidade sistólica; D: velocidade diastólica; M: velocidade média de S e D.

Avaliação qualitativa da onda de fluxo.

Enquanto a avaliação quantitativa fornece um valor objetivo, a avaliação qualitativa estará sujeita à subjetividade do operador, uma vez que requer a interpretação da morfologia da forma de onda. A caraterística mais significativa é o entalhe protodiastólico, que reflecte a diminuição do fluxo sanguíneo no início da diástole. A sua identificação para além da 24ª semana de gestação é considerada anormal. [68]
Pode ser unilateral (visto apenas numa das artérias uterinas) ou bilateral. Quando visualizado em apenas uma das artérias, não é considerado um preditor de mau

resultado perinatal, uma vez que está relacionado com a lateralização da placenta. Pelo contrário, se aparecer em ambas as artérias uterinas no terceiro trimestre, está associado a um aumento da resistência à passagem do fluxo sanguíneo por estes vasos, podendo ser um reflexo de má placentação. [68] A presença do entalhe protodiastólico está associada a altos índices de resistência e pulsatilidade. [68] Está associada a uma maior probabilidade de desenvolvimento de hipertensão gestacional, PE e RCI. [69]

Situação atual entre o diagnóstico de pré-eclâmpsia e o estudo Doppler das artérias uterinas.

Atualmente, estão a ser estudadas medidas profiláticas para a prevenção da pré-eclâmpsia, pelo que a atuação deve centrar-se na identificação das grávidas de risco para um diagnóstico precoce e um controlo gestacional adequado. Assim, são descritos dois tipos de prevenção: [70]
Prevenção secundária: identificação das grávidas de risco para um adequado acompanhamento pré-natal.Prevenção terciária: identificação dos casos de pré-eclâmpsia e de IRC para orientar um adequado controlo gestacional e interrupção da gravidez.O desconhecimento da evolução natural da doença e a ausência de tratamento etiológico para a mesma faz com que, na maioria dos hospitais, a pré-eclâmpsia não esteja incluída num programa de rastreio populacional. [70]
O estudo ecográfico da DAUt, através do cálculo dos índices de resistência e da identificação do entalhe protodiastólico no primeiro e segundo trimestres, pode ajudar a identificar as mulheres com risco acrescido de desenvolver pré-eclâmpsia, com o objetivo de reduzir a morbilidade e mortalidade materna e fetal. [70]
A sensibilidade e a taxa de deteção relatadas da AUt do segundo trimestre para prever a pré-eclâmpsia numa população não selecionada (com e sem factores de risco para o desenvolvimento de doença hipertensiva) varia entre 50 e 60%. Isto significa que apenas metade das mulheres que posteriormente desenvolvem a doença são corretamente identificadas pela alteração do Doppler AUt. Por outro lado, a especificidade é de cerca de 95%, o que significa que a maioria das mulheres com EASt normal não desenvolverá pré-eclâmpsia. [71]
Quando dividimos a pré-eclampsia em precoce (ou grave) e tardia (ou ligeira), dependendo do facto de a gravidez ter sido interrompida antes ou depois da 34.ª semana de gestação, o desempenho deste teste como técnica de rastreio é superior. Na pré-eclâmpsia precoce, a sensibilidade do teste aumenta para 80-85%; mais ainda, se a pré-eclâmpsia tornar necessária a interrupção da gravidez antes da 32ª semana de gravidez, a sensibilidade aumenta para 90%. [72]
Numa meta-análise, incluindo estudos em que o tUAD foi realizado no segundo trimestre numa amostra específica da população sem factores de risco para doenças

hipertensivas, o teste não conseguiu melhorar os resultados maternos e perinatais. [73] Numa análise subsequente, verificou-se também que, numa população bem selecionada e sem factores de risco para estados hipertensivos, o tUED tem pouca sensibilidade na previsão da pré-eclâmpsia. [74]
Uma revisão sistemática e uma meta-análise concluíram que o tUAD era um teste mais eficaz para prever a pré-eclâmpsia quando realizado no segundo trimestre do que no primeiro trimestre, com um VPP para PE na população geral de 7,5 e 21,0 para a população de alto risco. [75]

Classicamente, a tUED foi adicionada ao estudo ecográfico para o diagnóstico de malformações congénitas, que é realizado em toda a população às 20 semanas de gestação. Uma vez que a placentação termina por volta das 24 semanas, vários estudos concluem que a avaliação da tUED não deve ser efectuada antes dessa altura, diminuindo assim a taxa de falsos positivos e aumentando a sensibilidade do teste. Isto pode ser feito numa ou duas etapas. O estudo em duas etapas baseia-se na realização do tUED em toda a população na semana 20 (sem gerar visitas extra) e, se o tUED estiver alterado, apenas estes doentes seriam reavaliados na semana 24 para uma reavaliação do tUED. Por outro lado, para o estudo de uma etapa, todos os pacientes devem ser vistos na semana 24 para o tUED, evitando assim o tUED na semana 20.
Quando se limita a análise da tUAD a uma população com factores de risco para o desenvolvimento de pré-eclâmpsia, o método de um passo (cerca de uma semana de gravidez) pode ser utilizado para determinar o risco de desenvolvimento de pré-eclâmpsia. 24), para uma prevalência da doença entre 18 e 37%, obtém-se uma sensibilidade de 44 a 64%, uma especificidade de 73 a 94%, um VPP entre 33 e 70% e um VPN entre 80 e 89%. Numa população não selecionada, com o estudo da DAUt num só passo às 23-24 semanas, num estudo em que foram incluídas 1757 grávidas, os resultados foram analisados com base no IPM alterado e na presença de um entalhe bilateral no estudo das artérias uterinas. A DAU anormal foi encontrada em 5,1%, o entalhe bilateral foi encontrado em 4,4% e ambos os achados foram encontrados em 2,2% da população estudada. Em relação à pré-eclâmpsia, com análise do IP, a sensibilidade do teste foi de 35,3% e de 80% nos casos em que a gestação teve que ser interrompida antes de 34 semanas. Relativamente à RIC, a sensibilidade do teste PI foi de 21%, aumentando para 70% quando a gestação teve de ser interrompida antes das 34 semanas. No estudo do entalhe bilateral, os resultados foram semelhantes. Os autores concluem que a realização do tUAD às 23-24 semanas reduz a taxa de falsos positivos. [76]
O teste em duas etapas (primeira avaliação na 20ª semana e, nos casos patológicos, repetição na 24ª semana) foi analisado em vários estudos com um grande número de grávidas em populações não seleccionadas. Assim, após o estudo de 2437 grávidas, verificou-se que o tUED era patológico à semana 20 em 16%, e estava ainda alterado à semana 24 em 5,6% delas. Com uma prevalência de

pré-eclâmpsia de 1,8% nas grávidas em que se mantinha alterado, obteve-se uma sensibilidade de 78%, uma especificidade de 95%, um VPP de 22% e um VPN de 99%.[76] Outra série verificou que 8,6% dos tamoxifenos patológicos à semana 20 permaneciam alterados à semana 24; concluíram também que a prevalência de resultados adversos não era diferente entre as gravidezes com tamoxifeno patológico à semana 20 com normalização subsequente e as gravidezes com tamoxifeno normal à semana 20. [77]

Mais recentemente, surgiu o interesse em avançar com este rastreio da pré-eclâmpsia através da tUED para o primeiro trimestre, partindo da premissa de que a identificação de uma população com risco acrescido de desenvolver esta patologia poderia receber tratamento profilático com aspirina diária em baixa dose. [56] Assim, ao intervir antes da conclusão do processo de placentação, o objetivo é prevenir o defeito placentário e, consequentemente, a pré-eclâmpsia.

Uma meta-análise publicada em 2014 incluiu vários estudos com um total de 55.974 pacientes, analisando a precisão do tUAUED no primeiro trimestre na previsão de resultados adversos na gravidez, incluindo a pré-eclâmpsia. A sensibilidade e a especificidade para prever a pré-eclâmpsia precoce foram de 47,8% (IC 95% 39,0-56,8) e 92,1% (IC 95% 88,6-94,6), respetivamente. A sensibilidade para prever a pré-eclâmpsia em geral, independentemente de ser precoce ou tardia, foi de 26,4% (IC 95% 22,5-30,8) e a especificidade foi de 93,4% (IC 95% 90,4-95,5). Foi também avaliado o tratamento profilático com aspirina de baixa dose em grávidas de baixo risco com tamoxifeno alterado no primeiro trimestre e, com base no número necessário para tratar (NNT), concluiu-se que existe evidência suficiente para justificar a administração deste tratamento. [78]

Verificou-se que a tUAD no primeiro trimestre é menos preditivo do que o rastreio no segundo trimestre. A taxa de deteção relatada para o tUAD variou entre 40-67% para a pré-eclampsia precoce e 15-20% para a pré-eclâmpsia tardia. [79] Além disso, várias revisões concluem que são frequentemente encontradas deficiências metodológicas nos estudos que avaliam modelos preditivos para a PE do primeiro trimestre. [80]

CONCEPÇÃO METODOLÓGICA

Foi realizado um estudo descritivo, prospetivo e longitudinal no Hospital Geral Docente "Iván Portuondo" de San Antonio de los Baños, província de Artemisa, entre julho de 2015 e dezembro de 2017.

Universo e amostra

O universo foi constituído por 205 doentes que realizaram Dopplerfluxometria das artérias uterinas patológicas entre as 22 e as 24 semanas de gravidez. A amostra foi constituída por 183 doentes com Dopplermetria patológica.

Critérios de inclusão
• Pacientes com Doppler fluxometria patológica das artérias uterinas.

Critérios de exclusão

• As pacientes que não completam a sua gestação no nosso centro hospitalar
• Doentes com resultados normais de Dopplerfluxometria das artérias uterinas

Controlo dos preconceitos

Para controlar o viés de conceção, as informações foram primeiro recolhidas pelo investigador para atenuar ou controlar as informações recolhidas. Para evitar o enviesamento da informação, foi elaborado um questionário com a privacidade necessária para obter o maior número possível de dados reais com a fiabilidade exigida.

Técnicas e procedimentos.

-Métodos e instrumentos de recolha de dados. Foram utilizados modelos de investigação qualitativa, incluindo métodos teóricos, métodos empíricos e procedimentos estatísticos.

O sistema de métodos utilizado foi integrado:
- Métodos teóricos, com uma abordagem histórico-lógica na análise documental da literatura relacionada com a hipertensão arterial induzida pela gravidez e a dopplerfluxometria da artéria uterina. A análise e síntese da literatura revista permitiu ao autor tomar partido nas diferentes correntes teóricas revistas e assim cumprir os

objectivos da investigação.

- Métodos empíricos: Os dados gerais dos pacientes, as características do procedimento efectuado e o acompanhamento dos pacientes foram recolhidos numa ficha de recolha de dados para, posteriormente, se conceber uma base de dados onde foram armazenadas todas as informações de interesse relacionadas com os pacientes, concebida pelo investigador para o efeito.

Para a recolha destes dados, recorreu-se à observação científica, à entrevista, à ficha de recolha de dados e à utilização de diferentes métodos clínicos e paraclínicos. Os dados foram recolhidos e tratados com recurso ao pacote estatístico SPSS versão 11.5, com o qual se procedeu à elaboração de gráficos, tabelas e análises correspondentes às variáveis estudadas e que seguiram a lógica da sua distribuição e classificação, de uma forma geral de modo a atingir os objectivos traçados, em todos os casos, foram utilizadas medidas de síntese como frequências absolutas e frequências por centenas.O tratamento estatístico da informação foi realizado seguindo o seguinte processo: Seriação: consistiu na aplicação de um número de série, correlativo a cada um, o que nos permitiu ter um melhor tratamento e controlo dos mesmos. Codificação: foi criado um livro de códigos no qual foi atribuído um código a cada item de resposta, conseguindo-se assim um maior controlo do trabalho de tabulação. Tabulação: através da aplicação técnica matemática do pacote estatístico SPSS, procedeu-se à tabulação da informação, organizando-a em tabelas simples e de dupla entrada, com indicadores de frequência e percentagem. Gráficos: após a tabulação do inquérito, os resultados foram apresentados em tabelas e gráficos. Todos eles foram utilizados para analisar e interpretar os resultados.

Definição de variáveis.

Com os instrumentos utilizados obtivemos algumas variáveis de interesse para o desenvolvimento desta pesquisa, dentre elas teremos:

Variável	Tipo	Operacionalização	
		Escala	Descrição
Idade.	Quantitativo ordinal	Menos de 20 20-24 25-29 30- 34 Maior ou igual a 35	Medido em anos alcançados de acordo com a idade no último aniversário e conforme relatado pelo paciente.
Corrida	Qualitativa Nominal Qualitativa Politómica	Branco Mestiço Negro	De acordo com a cor da pele
Número de nascimen	Quantitativo ordinal	Nenhum. Um. Dois Três Quatro E mais de quatro	Os partos são considerados são considerados partos

tos.			eutócicos e distócicos, independentemente da viabilidade do produto da conceção no momento gestacional.
Patologias maternas associadas	Qualitativa Nominal Qualitativa Politómica	Asma brônquica. Hipertensão arterial. Diabetes Mellitus. Cardiopatias. Nefropatias. Outros.	São consideradas patologias compensadas. todas as maternais não é isso
Factores de de risco	Qualitativa nominal dicotómica	Anemia Tabagismo	Estes factores são considerados como estando presentes durante a gravidez
Avaliação nutricional aquando da ingestão	Qualitativo Ordinal	Baixo peso Peso adequado Excesso de peso Obeso	A avaliação nutricional será considerada com base no índice de massa corporal obtido na ingestão e será classificada da seguinte forma: Baixo peso: IMC inferior a
			18,9 kg/m2sc Peso adequado: IMC entre 18,9 e 25,5 kg/m2sc Excesso de peso: IMC entre 25,6 e 28,5 kg/m2sc Obeso: IMC superior a 28,5 kg/m2sc
Ganho Ganho de peso	Qualitativo Ordinal	Fraco Adequado Adequado Exagerado	Baixo peso de acordo com o IMC 0,4 kg por semana Peso normal de acordo com o IMC 0,3 kg por semana Excesso de peso de acordo com o IMC 0,2 kg x semana
Complicações perinatais	Qualitativa Nominal Qualitativa Politómica	Pré-eclampsia com ou sem sinais de agravamento Eclampsia HELLP Hematoma retroplacentário RCIU oligohidrâmnios prematuridade	Patologias que aparecem em mulheres grávidas, fetos, recém-nascidos ou puérperas.

Procedimento:

De acordo com os requisitos do tipo de estudo realizado e para alcançar os objectivos propostos, foi elaborado um formulário (anexo 2) para a recolha de dados que incluía aspectos gerais dos doentes incluídos no estudo, bem como todas as variáveis de interesse para o estudo, que foram preenchidos pelos responsáveis após a obtenção do seu consentimento informado (anexo 1), e os detalhes do procedimento a realizar, bem como a segurança do mesmo. Uma vez incluído o paciente na amostra e após coordenação com o serviço de ultrassonografia do nosso centro para onde foram enviados os pacientes e realizado o procedimento, os resultados foram entregues e avaliados na consulta de patologia associada oferecida no nosso serviço, onde foram seguidos pelos responsáveis do estudo.

Tratamento e análise da informação.

Para a sua compreensão, as variáveis quantitativas e qualitativas foram expressas nas respectivas medidas-resumo: percentagens e estabelecimento de intervalos de confiança para as variáveis quantitativas, bem como a possível associação entre elas segundo X^2 e OR. Em todos os casos, trabalhámos para um nível de confiança de 95%, prefixando um erro alfa de 0,05 e utilizando a probabilidade associada ao valor p (inferior a 0,05) como região de rejeição. Os cálculos foram efectuados com o programa SPSS versão 11.5 para Windows. Os dados foram registados em termos das suas frequências absolutas e relativas para cada indicador avaliado. Finalmente, os resultados foram apresentados sob a forma de tabelas ou gráficos para facilitar a sua compreensão. **Aspectos éticos:** O estudo foi regido pelos princípios estabelecidos nos códigos de Nuremberga e de Helsínquia e pelas normas do Council for International Organizations of Medical Sciences (CIOMS), cumprindo os requisitos éticos de valor e validade científica. A investigação foi avaliada pelo conselho científico da instituição, declarando que as informações obtidas só serão tratadas pela comunidade científica no melhor interesse dos pacientes tratados no centro. Antes de ser incluído no estudo, o autor pediu a cada doente o seu consentimento para participar na investigação (Anexo 1). As características e os objectivos da investigação foram explicados verbalmente aos pacientes incluídos na amostra, bem como a importância da sua participação, utilizando uma linguagem clara e simples que enfatizava o princípio da voluntariedade, e tendo em conta os critérios pessoais dos pais ou tutores que assistiram à consulta com o paciente. Foi garantida a confidencialidade da informação, tendo em conta os valores éticos e morais que caracterizam o autor, sem prejudicar a susetibilidade dos doentes estudados. Foi-lhes dada a possibilidade de abandonarem o estudo se assim o desejassem sem qualquer repercussão.

RESULTADOS

O presente estudo incluiu 183 pacientes com Dopplerfluxometria patológica. Os principais resultados das variáveis estudadas e as possíveis relações entre elas são apresentados a seguir:

TABELA 1. Relação entre a presença de pré-eclâmpsia e a idade das pacientes com resultados de Dopplerfluxometria das artérias uterinas patológicas. Hospital San Antonio de los Baños 2015-2017.

Idade Pré-eclâmpsia Sem pré-eclâmpsia TOTAL

	Não	%	Não	%	Não	%
Menos de 20	9	4,92	6	3,28	15	8,20
20-24	27	14,75	8	4,37	35	19,13
25-29	30	16,39	18	9,84	48	26,23
30- 34	37	20,22	5	2,73	42	22,95
Maior ou igual a 35	37	20,22	6	3,28	43	23,50
TOTAL	140	76,50	43	23,50	183	100

Fonte: Registos médicos e formulário de recolha de dados MÉDIA =29,0±6,9 Mín. 13 Máx. 42 $X^2=12,83$ p=0,01

No presente estudo, a média de idade das doentes foi de 29,0±6,9 anos, com uma variação entre o mínimo de 13 e o máximo de 42 anos, sendo que 26,23% das doentes tinham entre 25 e 29 anos, 23,5% tinham mais de 35 anos, 22,95% tinham entre 30 e 34 anos, seguindo-se o grupo entre 20 e 24 anos com 19,13% e, em menor número, as que tinham menos de 20 anos com 8,2%. Verifica-se que existe uma relação estatisticamente significativa entre a idade das grávidas e a apresentação de pré-eclâmpsia durante a gravidez de acordo com os valores obtidos para $X^2=12,83$ e p=0,01 (Tabela 1).

TABELA 2. Relação Presença de Pré-eclâmpsia-Raça de pacientes com resultados de Dopplerfluxometria de artérias uterinas patológicas. Hospital San Antonio de los Baños 2015-2017.

Raça Pré-eclâmpsia Não Pré-eclâmpsia TOTAL

	Não	%	Não	%	Não	%
Blanca	115	62,84	38	20,77	153	83,61
Mestiça	16	8,74	4	2,19	20	10,93
Preto	9	4,92	1	0,55	10	5,46
TOTAL	140	76,50	43	23,50	183	100

Fonte: Registos médicos e formulário de recolha de dados $X2=1,30$ p=0,5

A Tabela 2 mostra a distribuição das pacientes de acordo com a raça, sendo 83,61% das pacientes brancas, 10,93% pardas e 5,46% negras. Não houve relação entre a raça das gestantes e a apresentação de pré-eclâmpsia durante a gestação de acordo com os valores obtidos (p=0,05).

TABELA 3. Relação entre a presença de pré-eclâmpsia e o número de partos em pacientes com resultados de Dopplerfluxometria de artérias uterinas patológicas. Hospital San Antonio de los Baños 2015-2017.

Número de partos Pré-eclâmpsia Sem pré-eclâmpsia TOTAL

	Não	%	Não	%	Não	%
Nenhum	45	24,59	26	14,21	71	38,80
Um	65	35,52	12	6,56	77	42,08
Dois	9	4,92	2	1,09	11	6,01
Três	14	7,65	2	1,09	16	8,74
Quatro	3	1,64	1	0,55	4	2,19
E mais de quatro	4	2,19	0	0,00	4	2,19
TOTAL	140	76,50	43	23,50	183	100

Fonte: Registos médicos e formulário de recolha de dados.

$X2=11,27$ p=0,02

Em relação ao número de partos, a maioria das pacientes (42,08%) já havia tido um parto anterior, seguida das pacientes que não haviam parido (38,8%). Em resumo, observou-se uma maior frequência de pacientes multíparas, o que teve uma relação estatisticamente significativa com a apresentação de pré-eclâmpsia com $X2=11,27$ e p=0,02 (Tabela 3).

TABELA 4. Relação entre a presença de pré-eclâmpsia e as patologias maternas inerentes ou associadas à gravidez em pacientes com resultados de

Dopplerfluxometria de artérias uterinas patológicas. Hospital San Antonio de los Baños 2015- 2017.

Patologias Pré-eclâmpsia Não Pré-eclâmpsia TOTAL OU

materno próprio ou associados	Não	%	Não	%	Não	%		
Asma brônquica.	6	3,28	5	2,73	11	6,01		0,34
Hipertensão arterial.	14	7,65	2	1,09	16	8,74		2,28
Diabetes Mellitus.	8	4,37	5	2,73	13	7,10		1,75
Cardiopatias.	3	1,64	1	0,55	4	2,19		0,92
Nefropatias.	2	1,09	2	1,09	4	2,19		0,30
Outros.	4	2,19	5	2,73	9	4,92		0,36

Fonte: Prontuários médicos e ficha de coleta de dados $X2=6,36$ p=0,2 Dentre as patologias maternas, a hipertensão arterial foi observada em 8,74% das pacientes, seguida da diabetes mellitus com 7,1%, asma brônquica em 6,01% das gestantes, doença cardíaca e renal em 2,19% respetivamente; outras patologias foram observadas em 4,92%, incluindo doenças auto-imunes. Quando se avaliou a presença de patologias maternas ou patologias associadas de uma forma geral em relação à apresentação de pré-eclâmpsia, verificou-se que não existia uma relação estatisticamente significativa com p=0,2, no entanto, quando se efectuou a análise, verificou-se que não existia uma relação estatisticamente significativa com p=0.2. A análise bivariada de cada patologia mostrou que as grávidas com HTA têm 2 vezes mais probabilidade de apresentar Pré-eclampsia com OR= 2,28 e as grávidas com Diabetes Mellitus têm quase 2 vezes mais probabilidade de apresentar Pré-eclampsia com OR= 1,75, as restantes patologias não apresentaram dados significativos (Tabela 4).

TABELA 5. Relação entre a presença de pré-eclâmpsia e fatores de risco materno e m pacientes com Dopplerfluxometria patológica das artérias uterinas. Hospital San Antonio de los Baños 2015-2017.

FACTORES Pré-eclâmpsia Não Pré-eclâmpsia TOTAL X2OR

	Não	%	Não	%	Não	%		
ANEMIA	39	21,31	3	1,64	42	22,95	8,11	5,15
TOBACISMO	8	4,37	1	0,55	9	4,92	0,81	2,55

Fonte: Registos médicos e formulário de recolha de dados.

No presente estudo, 22,95% das doentes eram anémicas e 4,92% eram fumadoras. A análise bivariada mostrou que existia uma relação estatisticamente significativa entre a anemia e a pré-eclâmpsia e que as doentes com anemia tinham 5,15 vezes mais probabilidades do que as doentes sem anemia. Relativamente ao tabagismo, as doentes que fumavam tinham 2,55 vezes mais probabilidades do que as doentes que não fumavam (Tabela 5).

TABELA 6. Relação entre a presença de pré-eclâmpsia e a avaliação nutricional no momento da gestação em pacientes com resultados de Dopplerfluxometria de artérias uterinas patológicas. Hospital de San Antonio de los Baños de 2015 a 2017.

Avaliação Pré-eclâmpsia Não Pré-eclâmpsia TOTAL

nutricional para o absorção	Não	%	Não	%	Não	%
Baixo peso	6	3,28	9	4,92	15	8,20
Peso adequado	79	43,17	20	10,93	99	54,10
Excesso de peso	32	17,49	10	5,46	42	22,95
Obeso	23	12,57	4	2,19	27	14,75
TOTAL	140	76,50	43	23,50	183	100

Fonte: Registos médicos e formulário de recolha de dados $X2=12,85$ p=0,004

Em relação à avaliação nutricional no momento da gestação, observou-se que a maioria das pacientes apresentava peso normal (54,1%), 22,95% das pacientes apresentavam sobrepeso, enquanto 14,75% das pacientes eram obesas e apenas 8,2% apresentavam baixo peso. Verifica-se que existe uma relação estatisticamente significativa entre a avaliação nutricional na altura da gravidez e a ocorrência de pré-eclampsia durante a gravidez, de acordo com os valores obtidos para $X2=12,85$ e p=0,004 (Tabela 6).

TABELA 7. Relação entre a presença de pré-eclâmpsia e ganho de peso em pacientes com resultados de Dopplerfluxometria de artérias uterinas patológicas. Hospital San Antonio de los Baños 2015-2017.

Aumento de peso Pré-eclâmpsia Não Pré-eclâmpsia TOTAL

	Não	%	Não	%	Não	%
Deficiente	9	4,92	10	5,46	19	10,38
Adequado	60	32,79	14	7,65	74	40,44
Exagerado	71	38,80	19	10,38	90	49,18
TOTAL	140	76,50	43	23,50	183	100

Fonte: Registos médicos e formulário de recolha de dados $X2=10,12$ p=0,006

No presente estudo, o ganho de peso durante a gestação foi avaliado e 49,18% das pacientes apresentaram ganho de peso exagerado, 40,44% das pacientes apresentaram ganho de peso adequado e 10,38% apresentaram ganho de peso deficiente. No presente estudo, o ganho de peso exagerado foi associado à pré-eclâmpsia durante a gravidez, de acordo com os valores obtidos para $X2=10,12$ e p=0,006 (Tabela 7).

TABELA 8. Complicações perinatais em pacientes com resultados de Dopplerfluxometria de artérias uterinas patológicas. Hospital San Antonio de los Baños 2015-2017.

Complicações perinatais	Não	%
Pré-eclâmpsia não complicada	123	67,21
Pré-eclâmpsia complicada	17	9,29
Eclampsia	0	0
HELLP	0	0
Hematoma retroplacentário	7	3,83
RCIU	42	22,95
Oligohidrâmnio	33	18,03
Prematuridade	62	33,88

Fonte: Registos médicos e formulário de recolha de dados.

Em relação às complicações perinatais, observou-se que a mais frequente com 67,21% foi a pré-eclâmpsia não complicada, a prematuridade ocorreu em 33,88%, o RCIU em 22,95%, o oligoidrâmnio com 18,03% e com menor incidência a pré-eclâmpsia complicada com 5,46% e o hematoma retroplacentário com 3,83% (Tabela 9) (Tabela 9).

TABELA 10. Relação entre a presença de pré-eclâmpsia e complicações perinatais em pacientes com resultados de Dopplerfluxometria de artérias uterinas patológicas. Hospital San Antonio de los Baños 2015-2017.

Complicações perinatal	Pré-eclâmpsia		Não Pré-eclâmpsia		TOTAL		X2	OR
	Não	%	Não	%	Não	%		
Hematoma retroplacentário	6	3,28	1	0,55	7	3,83	0,34	1,88
RCIU	39	21,31	3	1,64	42	22,95	8,11	5,15
Oligohidrâmnio	26	14,21	7	3,83	33	18,03	0,12	1,17
Prematuridade	54	29,51	8	4,37	62	33,88	5,85	2,75

Fonte: Registos médicos e formulário de recolha de dados.

A Tabela 10 apresenta a análise bivariada entre a presença de pré-eclâmpsia e as complicações perinatais apresentadas pelas gestantes, mostrando que em relação ao hematoma retroplacentário, a pré-eclâmpsia contribui com 1,88 de probabilidade de apresentá-lo, e no caso do oligoidrâmnio com 1,17 de probabilidade. O RCIU e a prematuridade têm uma relação altamente significativa com a pré-eclampsia com X2 igual a 8,11 e 5,85 respetivamente e 5,15 e 2,75 probabilidades a mais do que as pacientes que não apresentam pré-eclampsia.

ANÁLISE E DISCUSSÃO DOS RESULTADOS

A pré-eclampsia é um problema de saúde pública e uma das principais causas de morte materna, especialmente nos países em desenvolvimento. No Hospital Iván Portuondo encontrámos um bom número de casos de DAUT patológica e pré-eclâmpsia; no entanto, este diagnóstico também pode estar subestimado porque em muitos casos não é realizado um plano de estudo adequado, com poucas notificações de proteinúria em 24 horas, por exemplo, pelo que estes casos poderiam ser classificados como distúrbios hipertensivos da gravidez sem pré-eclâmpsia. [81]

Embora haja literatura que menciona factores de risco [82], verificou-se que existe uma associação com história familiar de pré-eclâmpsia, idade materna inferior a 20 anos ou superior a 35 anos, multiparidade, obesidade, diabetes pré-gestacional, diabetes gestacional e anemia materna. [83]

Para a discussão dos resultados do presente estudo, optou-se por considerar os estudos relacionados com a pré-eclâmpsia. A variável idade materna tem sido apontada por muitos estudos como um importante fator de risco, sendo as grávidas com menos de 20 anos e com mais de 35 anos as de maior risco. [83]

Abrão refere que tal pode dever-se ao facto de nas mulheres mais velhas ser mais frequente a presença de doenças crónicas e o desgaste do sistema vascular, com a consequente esclerose das artérias miometriais, afectando o aporte sanguíneo durante a gravidez e provocando insuficiência circulatória que acabaria por produzir isquémia útero-placentária; Enquanto que nas mulheres mais jovens se tem observado uma maior frequência de placentas anormais, o que reforçaria a teoria de uma placentação inadequada que conduziria ao aparecimento da pré-eclâmpsia, para além de que o músculo uterino destas mulheres ofereceria uma maior resistência e haveria uma deficiente adaptação da árvore vascular às necessidades impostas pela gestação. [84]

No estudo efectuado por Figueras, a idade média das doentes era de 30 anos, com uma idade mínima de 13,3 anos e uma idade máxima de 49,9 anos. [85] De La Cruz refere no seu estudo que 10,1% das pacientes com pré-eclâmpsia têm menos de 20 anos, 69,3% têm entre 21 e 34 anos e 20,64% têm mais de 35 anos; estabelecendo que a idade materna é um fator de risco associado à pré-eclâmpsia, sendo que as pacientes com mais de 35 anos têm maior probabilidade de ter pré-eclâmpsia do que as pacientes com mais de 35 anos. As mulheres com mais de 35 anos correm um risco 2,72 vezes maior de desenvolver pré-eclâmpsia do que as pacientes com menos de 35 anos. [86]

Os resultados deste estudo, no que respeita à variável idade materna, são coincidentes com estudos anteriores. Verificou-se que a idade materna >35 anos esteve significativamente associada ao desenvolvimento de pré-eclâmpsia, resultado semelhante ao obtido no estudo de Fang et al. [87], onde a idade >35 anos, e também ao de Benites et al. [88] e Heredia [89].Relativamente à raça, os resultados concordam com o estudo de Figueras, onde a etnia mais encontrada foi a caucasiana, representando 94,1% da amostra. [85] Minle, em seu estudo, ao comparar as etnias, afirma que a caucasiana foi a etnia mais encontrada. Na literatura, a etnia negra tem sido associada a uma maior prevalência de pré-eclâmpsia [90], pelo que poderiam ter sido encontradas mais doentes desta raça, o que não se verificou.Por outro lado, apesar de a multiparidade ter sido descrita como um fator de risco para a pré-eclâmpsia, existem mais estudos que não a consideram como tal, pelo contrário, verificou-se que a primiparidade tem uma maior relação com o desenvolvimento de pré-eclâmpsia, bem como as multíparas com uma gravidez índice com um parceiro diferente. Para esses autores, durante a primeira gestação haveria uma resposta imune protetora deficiente, ou seja, seria iniciada uma reação imune anormal diante da exposição a antígenos paternos e fetais estranhos à placenta pela primeira vez, o que contribui para o desenvolvimento da pré-eclâmpsia. [91] No estudo de Santisteban [92], o número de multíparas foi maior do que o de nulíparas, mas não foi observada associação significativa com a pré-eclâmpsia. Dentre os resultados obtidos neste estudo, a multiparidade foi o fator mais frequente (61,2%), e também houve associação significativa com o desenvolvimento de pré-eclâmpsia. Este resultado é muito diferente da maioria dos estudos analisados. Ora, é possível que algumas destas mulheres multíparas tenham engravidado de um novo parceiro. Se fosse esse o caso, as mulheres grávidas tornar-se-iam "primíparas", uma vez que estariam a iniciar uma nova resposta imunitária devido à exposição a novos antigénios paternos. Por outro lado, um grupo pode ter factores de risco que não estavam presentes em gravidezes anteriores, aumentando assim muito mais o risco de desenvolver pré-eclampsia tardia. No seu estudo, Kiondo et al[93] referem que as mulheres que engravidaram 5 ou mais vezes têm um risco mais elevado de desenvolver pré-eclâmpsia do que as que engravidaram 2 a 4 vezes, tendo sido registados casos de mulheres com multigestações grandes, com até 7 a 10 gestações na sua história obstétrica. Recomenda-se, portanto, a realização de novas pesquisas, com uma amostra maior e talvez formando subgrupos de acordo com o número de gestações, para verificar se os resultados do presente estudo se repetem ou se novos achados são relatados.No estudo de Figueras, aproximadamente metade das gestantes eram nulíparas. [85] De la Cruz verificou que nas pacientes com pré-eclâmpsia, 43,58% tinham multiparidade, enquanto que nas que não tinham pré-eclâmpsia, e afirma que podemos estabelecer que a multiparidade é um fator de risco associado à pré-eclâmpsia, onde as pacientes com multiparidade têm 3,33 vezes mais risco de desenvolver pré-eclâmpsia do que as pacientes que não têm multiparidade. [86]

Na literatura, está publicado que a pré-eclâmpsia é mais frequente na população nulípara, um conceito que é apoiado do ponto de vista etiopatogénico desta patologia.[90]

As directrizes do NICE (National Institute for Clinical Excellence) no Reino Unido, baseadas na importância das características de base das mulheres, elaboraram um inquérito a realizar a todas as mulheres grávidas no primeiro trimestre de gravidez, a fim de as estratificar numa população de alto ou baixo risco de desenvolver pré-eclâmpsia. Assim, as que forem identificadas como de alto risco continuarão com um controlo mais rigoroso da gravidez. Entre os factores de risco considerados estão a idade materna igual ou superior a 40 anos, a nuliparidade, o IMC maior ou igual a 30, a história pessoal ou familiar de pré-eclâmpsia e a existência de uma doença vascular.

Poon[54] publicou um estudo com o objetivo de avaliar os factores de risco maternos e a sua associação com a pré-eclâmpsia, acrescentando às características mencionadas nas orientações do NICE a raça, o tabagismo, o método de conceção, a medicação atual e a prematuridade em gravidezes anteriores. No grupo de doentes que desenvolveram pré-eclâmpsia, encontrou uma maior prevalência de raça negra, mulheres com hipertensão crónica, pré-eclâmpsia em gravidezes anteriores, maior IMC e maior número de gravidezes obtidas através de técnicas de reprodução assistida. Cerca de 90% da população total não apresentava antecedentes pessoais de interesse (hipertensão crónica, diabetes mellitus, doenças auto-imunes, etc.), resultados que concordam com os obtidos por Figueras.[85]
Tal como nos outros estudos consultados, a patologia crónica mais frequentemente encontrada foi a hipertensão arterial crónica, com uma prevalência global de 8,4%. Como já foi referido, a doença hipertensiva prévia à gravidez tem sido associada a uma maior prevalência de anomalias na AHT e, consequentemente, a um risco acrescido de desenvolvimento de pré-eclâmpsia e de IRC, pelo que os nossos resultados estão de acordo com os publicados na literatura.[90]
Quanto ao diabetes mellitus, a prevalência no presente estudo foi maior do que a encontrada no estudo de Minle, com prevalência de 1,0. A Diabetes mellitus também está incluída entre as patologias que implicam maior risco de complicações durante a gravidez, como a pré-eclâmpsia [90], provavelmente devido à vasculopatia a ela associada. De la Cruz afirma que em pacientes com pré-eclâmpsia, 5,05% têm diabetes pré-gestacional.[86]
Em relação ao tabagismo, os resultados do presente estudo não correspondem aos do estudo de Conde, que encontrou uma prevalência de fumadoras com Doppler patológico de 21,5%33.[33] Alburquerque[95] também encontrou uma maior proporção de resistência ao fluxo sanguíneo nas artérias uterinas em mulheres fumadoras. Gutiérrez refere que 3,21% das doentes que apresentam pré-eclâmpsia são fumadoras, valor que se aproxima do encontrado no presente estudo, embora este refira que não existe relação entre o tabagismo e o desenvolvimento de pré-eclâmpsia e estabeleça que o tabagismo não é um fator de risco associado à pré-

eclâmpsia. [86]
Outro fator em estudo é a anemia materna, que não foi incluída em muitos dos estudos analisados, no entanto, também tem sido referida como um provável fator de risco associado à pré-eclâmpsia. A literatura refere que existe uma relação entre a anemia materna e o desenvolvimento de pré-eclâmpsia, sendo que as doentes com anemia têm um risco 3,48 vezes maior de desenvolver pré-eclâmpsia do que as doentes sem anemia. [86] Resultados semelhantes foram obtidos no estudo de Celiz. [96]. Morgan-Ortiz et al[97] referiram no seu estudo que a frequência de anemia no grupo de doentes com pré-eclâmpsia era de 14,28%. Por outro lado, Ali et al[98] observaram que a prevalência de pré-eclâmpsia e eclâmpsia era significativamente mais elevada em mulheres com anemia grave. A anemia materna continua a ser considerada um problema de saúde pública, especialmente em países pobres e em desenvolvimento como o nosso. Embora a anemia fisiológica ocorra durante a gravidez como resultado da hemodiluição e do desequilíbrio do ferro[99], o mecanismo pelo qual a anemia é um fator de risco para a pré-eclâmpsia continua por esclarecer. Presume-se que a suscetibilidade das mulheres com anemia à pré-eclâmpsia se deva a deficiências de micronutrientes e antioxidantes. Estudos indicam que a redução dos níveis séricos de cálcio, magnésio e zinco durante a gravidez pode contribuir para o desenvolvimento da pré-eclâmpsia [98]. Por seu lado, Iglesias et al[100] referem algo semelhante, para eles a pré-eclâmpsia seria o produto de uma deficiência nutricional crónica, que poderia contribuir para a invasão anormal do trofoblasto no endométrio, danos no endotélio vascular e uma resposta imunitária anormal. No estudo realizado por Figueras, o IMC médio da amostra total foi de 25,3. [85] Resultados semelhantes foram encontrados por Minle com um IMC médio de 25. Isto está de acordo com a literatura, uma vez que encontrámos um IMC mais elevado no grupo com maior probabilidade de desenvolver pré-eclampsia e RIC[90]. A obesidade tem sido associada a um risco aumentado de desenvolvimento de resultados adversos, tanto que nos estudos combinados em que os factores maternos são incluídos no cálculo do risco de pré-eclâmpsia, este dado faz parte da anamnese. [54] Por outro lado, Anderson[101], num recente estudo de coorte prospetivo, não encontrou associação entre o IMC e o aumento da probabilidade de desenvolvimento de pré-eclâmpsia. De la Cruz observou que 34,40% das pacientes com pré-eclâmpsia são obesas e que existe uma relação entre a obesidade e o desenvolvimento de pré-eclâmpsia, pelo que se pode estabelecer que a obesidade é um fator de risco associado à pré-eclâmpsia, tendo as pacientes obesas um risco 2,48 vezes maior de pré-eclâmpsia do que as pacientes não obesas. [86]

Vários estudos encontraram uma associação significativa entre o excesso de peso e a obesidade e o desenvolvimento de pré-eclâmpsia. Várias teorias têm surgido para tentar explicar esta associação: Benites-Cóndor et al.[88] referem que as mulheres obesas apresentam comorbilidades vasculares que produzem um aumento da pressão arterial durante a gravidez e um aumento dos marcadores inflamatórios, como a proteína C-reactiva, que estão associados a eventos ateroscleróticos, o que acaba por conduzir ao aparecimento da pré-eclâmpsia. Por seu lado, Valdés e Hernández [102] referem que as grávidas obesas têm factores de risco intimamente ligados ao seu estilo de vida que conduzem a doenças cardiovasculares, doenças tromboembólicas e doenças crónicas não transmissíveis. Esta proteína, produzida principalmente pelos adipócitos, poderia eventualmente ter uma função reguladora do tónus vascular e, por conseguinte, da pressão arterial [102]. É importante referir que a leptina é também produzida pela placenta, pelo que poderia contribuir para o aumento das concentrações circulantes durante a gravidez[103]. Já Kiondo et al[93] referem que tal pode dever-se à hiperlipidemia com abundância de lipoproteínas de baixa densidade (LDL), que predispõem as mulheres ao stress oxidativo e à disfunção das células endoteliais. Finalmente, para alguns autores[87], o aumento do risco é diretamente proporcional ao IMC. Atualmente, diz-se que o aumento da obesidade a nível mundial aumenta a incidência de pré-eclâmpsia. [101]

No estudo de Morales, a obesidade foi o segundo fator mais frequente (34,40%), tendo sido encontrada uma associação significativa com o desenvolvimento de pré-eclâmpsia [81] e Escobedo J[103] encontrou resultados semelhantes. Anderson et al[101] referem no seu estudo que a obesidade é um fator de risco. Em contrapartida, Santisteban L[92], no seu estudo de 2015, observou que não existia uma associação significativa entre o excesso de peso e a obesidade com o desenvolvimento de pré-eclâmpsia (OR=1,8), mas existia com a pré-eclâmpsia grave. Num estudo realizado para rastrear a pré-eclâmpsia com o estudo Doppler das artérias uterinas, a prevalência de pré-eclâmpsia na população total do estudo foi de 2,7%. No grupo que não realizou o exame (grupo sem Doppler), a prevalência foi de 2,6%. Se considerarmos apenas as mulheres que foram testadas (grupo Doppler), a prevalência foi de 2,9%. Portanto, a taxa de pré-eclâmpsia foi semelhante em ambos os grupos, apesar de terem sido observados mais factores de risco para o desenvolvimento desta patologia no grupo Doppler. [85]
Se analisarmos apenas as mulheres do grupo com Doppler, aquelas com DAU alterada apresentaram maior prevalência de pré-eclâmpsia (9,2%) do que as do grupo com Doppler normal (2,1%), sendo esta diferença estatisticamente significativa. Este facto era expetável, uma vez que, para além de a DAU patológica ser considerada um fator de risco para a pré-eclâmpsia, este grupo apresentava mais factores de risco para o desenvolvimento desta patologia, como já foi referido anteriormente. Assim, Gupta104 e Catov105 relatam uma prevalência desta forma da doença.Li106 também encontrou uma relação entre a tUAD alterada e o aumento do risco de desenvolver pré-eclâmpsia, porém não encontrou esta relação com outras formas de estados hipertensivos da gravidez. Observou que quanto mais elevados eram os batimentos da artéria uterina por minuto, piores eram os

resultados maternos e perinatais adversos, mesmo após uma monitorização cuidadosa das doentes com DAUt patológica, definidas como de alto risco.Yu71 , num estudo multicêntrico realizado em hospitais do Reino Unido, publicou uma prevalência de pré-eclâmpsia de 2,0% para uma população não selecionada de 32 157 grávidas. Relativamente à pré-eclâmpsia precoce, Yu71 encontrou uma prevalência de 0,5%. Kenny107 , que limitou o estudo a uma população de nulíparas, obteve um valor semelhante para a pré-eclampsia. North108 , num estudo multicêntrico que envolveu hospitais de diferentes países e regiões do mundo, com uma população de 3.529 grávidas nulíparas, encontrou uma prevalência global de pré-eclâmpsia de 5,3%. Kenny107 , também numa população de mulheres nulíparas, encontrou uma prevalência global de pré-eclâmpsia de 4,9%. Estes valores são inferiores aos obtidos no presente estudo, provavelmente por se limitarem a uma população de nulíparas, o que, em princípio, não é considerado um fator de risco para o desenvolvimento de pré-eclâmpsia.Para a previsão de pré-eclâmpsia, Yu71 obteve uma área sob a curva de 0,922. No caso da pré-eclâmpsia de início precoce, considerada mais grave, não foi possível aumentar a capacidade preditiva do teste combinando-o com outros factores de risco materno. Por outro lado, a capacidade preditiva do tUED para a pré-eclâmpsia em geral aumentou a área sob a curva quando o rastreio foi combinado com factores de risco maternos (área sob a curva 0,798) em comparação com a utilização do tUED isolado (área sob a curva 0,729) ou dos factores de risco maternos isolados (0,712). Cnossen75 realizou uma revisão sistemática e meta-análise do tUED para a predição de pré-eclâmpsia, que incluiu 74 estudos com um total de quase 80.000 mulheres, nos quais foram avaliados diferentes pontos de corte para batimentos por minuto para os quais se considera o teste patológico, bem como diferentes populações de acordo com factores de risco predisponentes. Concluiu que o tUED era mais preditivo de pré-eclâmpsia quando realizado no segundo trimestre em comparação com o primeiro trimestre. Em populações de baixo risco, o poder preditivo para a pré-eclâmpsia em geral aumentou quando se considerou a elevação dos batimentos por minuto em conjunto com o entalhe bilateral, atingindo uma sensibilidade de 23%, uma especificidade de 99%, um VPP de 75% e um VPN de 59%. Ao analisar a capacidade preditiva do teste para pré-eclâmpsia grave ou precoce, a sensibilidade do teste foi aumentada mesmo quando se utilizaram os batimentos por minuto ou o entalhe bilateral separadamente. Utilizando o teste de batimentos por minuto, obtiveram-se os seguintes resultados sensibilidade de 78% e especificidade de 95% e com a avaliação do entalhe bilateral, a sensibilidade foi de 65% com uma especificidade de 95%. Em populações de alto risco, o teste que se revelou mais preditivo de pré-eclâmpsia em geral foi a combinação do Índice de Resistência e da identificação bilateral da incisura, com uma sensibilidade de 57% e uma especificidade de 86%, num estudo que envolveu 1228 doentes. Utilizando os batimentos por minuto, com uma amostra de 547 doentes, obteve-se uma sensibilidade de 39% e uma especificidade de 78%. Para a pré-eclâmpsia precoce, obteve-se uma sensibilidade de 80% e uma especificidade de 78% utilizando os índices de resistência, mas não foi incluído nenhum estudo que avaliasse a capacidade preditiva dos batimentos por minuto no segundo trimestre para a pré-eclâmpsia precoce. Kleinrouweler109, em meta-análise, também afirmou que o DET é capaz de predizer qual mulher está em risco de desenvolver pré-eclâmpsia. Por outro lado, Myatt74, na sua avaliação da utilidade do estudo tUED na previsão da pré-eclâmpsia numa população de nulíparas de baixo risco, conclui que é útil para identificar as grávidas que vão desenvolver pré-eclâmpsia precoce associada a placentação anormal grave, e não para a pré-eclâmpsia tardia.Stampalija73 efectuou uma revisão de dois ensaios clínicos aleatórios que compararam os resultados perinatais e maternos numa população de 4993 grávidas de baixo risco para doença hipertensiva. Um dos grupos foi submetido a uma DAUT no segundo trimestre de gestação e, em caso de patologia, continuou o tratamento profilático com aspirina em dose baixa. O outro grupo não foi submetido à DATE. Concluiu-se que, na população de baixo risco a priori, o rastreio da pré-eclâmpsia através de tUAD no segundo trimestre não melhorou nenhum dos resultados perinatais ou maternos analisados, mesmo com a adição de aspirina como profilaxia. Kienast110 publicou recentemente como a combinação de marcadores bioquímicos, factores de risco das pacientes e o estudo DAUt no segundo e terceiro trimestres foi capaz de aumentar a capacidade preditiva de pré-eclâmpsia e RCIU, em comparação com a utilização de cada um destes testes separadamente. O estudo combinado para a previsão de pré-eclâmpsia aumentou a área sob a curva ROC, ou seja, a capacidade de previsão do teste. Assim, definiu uma área sob a curva para a pré-eclâmpsia de 0,89 e para o ROC de 0,77.Conde-Agudelo111, numa revisão sistemática, seleccionou 87 estudos adequados à avaliação de testes para o diagnóstico precoce da pré-eclâmpsia, incluindo um total de 211.369 doentes. Destes, 42 estudos examinaram o valor diagnóstico do teste tUAU. Outros analisaram outros métodos, como a PA e marcadores bioquímicos. Como esperado, o valor do teste foi menor na população de baixo risco do que na população de alto risco para pré-eclâmpsia. Mesmo assim, o teste que apresentou maior poder diagnóstico na população de baixo risco foi o tUED. Em gestantes de alto risco, o RR pré-teste era de 14,4 (IC 95%, 13,2- 15,6) e aumentou para 32 (IC 95%, 21,2-44,7). O tUED foi o teste mais promissor para o futuro, com base no seu valor diagnóstico e na sua baixa invasividade. No entanto, há que ter em conta que esta revisão incluiu estudos muito antigos, em que a metodologia de avaliação da onda de velocidade de fluxo das artérias uterinas era diferente da atual.Apesar de várias meta-análises112, 113 confirmarem a capacidade preditiva da VUAT para a pré-eclâmpsia, outros autores como Yu 71, Myatt74 e Stampalija73 ainda não recomendam este teste para toda a população. Assim, referem que, atualmente, identificando uma população de risco para uma doença para a qual ainda não foi aprovada nenhuma ferramenta profiláctica ou terapêutica (exceto a interrupção da gravidez), a realização do tUAD não é suscetível de melhorar os resultados maternos e perinatais. Além disso, gera custos mais elevados com os cuidados de saúde, bem como um aumento da ansiedade materna. Stampalija73, na sua revisão da Cochrane, recomenda a realização da

DAUt numa população selecionada de mulheres grávidas com elevado risco de desenvolver pré-eclâmpsia. Em estudos semelhantes, foram obtidos elevados VPNs para as anomalias da dopplerfluxometria da artéria uterina na previsão de resultados perinatais desfavoráveis. Isto permitiu aos autores concluir que, em mulheres multíparas com um estudo Doppler normal, o risco de pré-eclâmpsia e RCIU é semelhante ao de grávidas nulíparas sem factores de risco. [114]

A sensibilidade da Dopplerfluxometria para a previsão de pré-eclâmpsia e RCIU, relatada por alguns autores em publicações recentes, não é muito elevada. [115] Nestes estudos, é referida uma sensibilidade entre 50% e 60%, o que levou ao estudo da utilidade da combinação da Dopplerfluxometria com marcadores humorais para melhorar a previsão desta complicação. [116]

Na literatura, a relação entre HUED patológica e RCIU também tem sido amplamente documentada. O.Gómez[117] não encontrou tanta relação entre a alteração da uDUAC às 20-22 semanas e o aparecimento de RCIU, considerando-a como um fator de risco intermédio para o desenvolvimento de RCIU. Na comparação dos resultados, é necessário analisar quais os critérios que definem o RCIU. O.Gómez[117] utilizou um peso à nascença inferior ao percentil 5 para o considerar como RCIU; utilizou também a curva de crescimento de Santamaría[118], estabelecida para a população espanhola[119], que difere da utilizada no nosso estudo. Os resultados deste estudo confirmam o potencial do Doppler das artérias uterinas na previsão do risco de complicações uteroplacentárias em grávidas. A ausência de anomalias ao Doppler nestas doentes permite prever a baixa probabilidade de ocorrência de pré-eclâmpsia e RCIU. Por outro lado, as grávidas com HTA e Doppler anormal das artérias uterinas representam um grupo de mulheres com risco acrescido de desenvolver complicações uteroplacentárias. Estas mulheres constituem um grupo ideal para estudos destinados a avaliar a eficácia de uma maior vigilância pré-natal ou de tratamentos profilácticos.[120]

CONCLUSÕES

• A faixa etária predominante foi de 25-29 anos, de raça branca e multípara.

• Entre as patologias maternas, observou-se a presença de hipertensão arterial e diabetes mellitus, ambas associadas à pré-eclâmpsia.

• Predominaram os doentes com peso normal e com aumento de peso exagerado, bem como os doentes anémicos e os fumadores.

• O RCIU e a prematuridade foram as complicações mais frequentes.

REFERÊNCIAS

1. Sanz Hernández J. Hipertensão induzida pela gravidez: PE-E [trabalho para o Mestrado em Atenção Integral à Mulher]. 2008. Hospital Ginecoobstétrico Docente "Tamara Bunke Bider", Santiago de Cuba, Cuba.
2. Ferris,TF. Hipertensão e pré-eclâmpsia. Complicações médicas durante a gravidez. Buenos Aires: Editorial Panamericana; 2010.
3. Pinedo A, Orderique L. Complicações maternas e perinatais da pré-eclâmpsia e da eclâmpsia. Obstetrícia e Ginecologia. 2001
4. Ulanowicz M, Parra KE, Rozas G, Tisiana L. Hipertensão gestacional. Considerações gerais, efeitos sobre a mãe e o produto da conceção. Revista de Posgrado de la VIa Cátedra de Medicina - N° 152 - dezembro de 2005.
5. Gómez Sosa E. Distúrbios hipertensivos durante a gravidez. Rev Cubana Obstet Gynecol 2000.
6. Colégio Americano de Obstetras e Ginecologistas, Grupo de Trabalho sobre Hipertensão na Gravidez. Hypertension in pregnancy. Relatório do Colégio Americano de Obstetras e Ginecologistas.Obstet Gynecol. 2013 Nov; 122(5):1122-31.
7. Caiza S. Complicações materno-fetais associadas à pré-eclâmpsia em pacientes atendidas no Hospital José María Vlazco Ibarra-Tena entre janeiro de 2009 e janeiro de 2010. Tese de licenciatura. Escuela superior politécnica del Chimborazo, Riobamba, Equador, 2010.
8. Vázquez-Flores AD, Domínguez Borgua A, Queza-Burgos C, Cortés-Contreras DK, Martin JF. Eclâmpsia e síndrome HELLP completa: o extremo da complicação obstétrica. Med Int Mex 2013.
9. Campbell s, Pearce jm, Hackett g, cohen - overbeek t, Hernandez c. Qualitative assessment of uteroplacental blood flow :early screening test for high-risk pregnancies .obstet gynecol . 2016;68(5):649-53
10. Cortés-yepes h. Doppler da artéria uterina no primeiro trimestre da gravidez para a deteção de distúrbios hipertensivos associados à gravidez: um estudo de coorte Bogotá (Colômbia) 2007-2008. Rev Col Obst Gin. 2014;60(4):328-33
11. Papageorghiou A, Yu C, Erasmus I, Cuckle H, Nicolaides K. Assessment of risk for the development of preeclampsia by maternal characteristics and uterine artery doppler. Am J of Obstet and Gynaecol 2010.
12. Papageorghiou A, Leslie K. Uterine artery Doppler in the prediction of adverse pregnancy outcome (Doppler da artéria uterina na previsão de resultados adversos da gravidez). Opinião atual em obstetrícia e ginecologia 2011.
13. Nicolaides K, Bindra R, Turan M, Chefetz I, Sammar M, Meiri H, Tal J e Cuckle. Uma nova abordagem para o rastreio no primeiro trimestre da pré-eclâmpsia precoce, combinando o PP-13 sérico e a ecografia Doppler. Ultrasound Obstet Gynecol 2010.
14. Kuklina EV. Hypertensive disorders and severe obstetric morbidity in theUnited

States. Obstet Gynecol. (janeiro de 2013) 113(6):1299-306.
15. Cnossen JS. Precisão da determinação do ácido úrico sérico na previsão da pré-eclâmpsia: uma revisão sistemática. Ata Obstet Gynecol Scand. (2016) 85(5):519-25.
16. Poon LC. Previsão de distúrbios hipertensivos na gravidez no primeiro trimestre. (maio 2009). 53(5):812-8.
17. Chaiworapongsa T. Concentrações plasmáticas maternas de factores angiogénicos/antiangiogénicos no terceiro trimestre de gravidez para identificar a paciente em risco de nado-morto a termo ou próximo do termo e pré-eclâmpsia tardia grave. Am J ObstetGynecol (abril de 2013).
18. Plana MN. Doppler da artéria uterina no primeiro trimestre e resultados adversos da gravidez: uma meta-análise envolvendo 55.974 mulheres. Ultrassom Obstet Gynecol. (maio 2014) 43(5):500-7.
19. Mayer C, Joseph KS. Crescimento fetal: uma revisão de termos, conceitos e questões relevantes para a obstetrícia. Ultrasound Obstet Gynecol (fevereiro de 2013) 41(2):136-45.
20. Organização Mundial da Saúde. 2015. Fazer com que cada mãe e cada criança contem. Relatório Mundial da Saúde, 2015. Genebra, Suíça: Organização Mundial da Saúde.
21. Abalos E, Cuesta C, Grosso AL, et al. Estimativas globais e regionais de pré-eclampsia e eclampsia: uma revisão sistemática. Eur J Obstet Gynecol 2013;nm170:1.
22. Say L, Chou D, Gemmill A, Tuncalp Ö, Moller AB, Daniels J, Gülmezoglu AM, Temmerman M, Alkerma L. Global causes of maternal death: a WHO systematic analysis. Lancet Glob Health. 2014 Jun;2(6):e323-33. doi: 10.1016/S2214109X(14)70227-X. Epub 2014 May 5.
23. Cararach V, Bellart J, Comino R, Gratacós E, Iglesias M, Perales A, Reque JA. Estados hipertensivos da gravidez. Documentos de consenso da Sociedade Espanhola de Ginecologia e Obstetrícia. 2016.
24. Sibai BM. Classificação, diagnóstico e tratamento dos distúrbios hipertensivos da gravidez: Uma declaração revista da ISSHP. Hipertensão na Gravidez: An International Journal of Women`s Cardiovascular Health.2014 http://dx.doi.org/10.1016/j.preghy.2014.02.001.
25. Magee LA, Pels A, Helewa M, Rey E, von Dadelszen P; Comité de Orientação para a Hipertensão; Bolseiros da Iniciativa de Formação Estratégica em Investigação nas Ciências da Saúde Reprodutiva (STIRRHS). Diagnóstico, avaliação e tratamento dos distúrbios hipertensivos da gravidez. J Obstet Gynaecol Can. 2014;36(5):416438.
26. Männistö T, Mendola P, Vääräsmäki M, et al. Elevated blood pressure in pregnancy and subsequent chronic disease risk. Circulation 2013; 127:681.
27. Buchbinder A, Sibai BM, Caritis S, et al. Os resultados perinatais adversos são significativamente mais elevados na hipertensão gestacional grave do que na pré-eclâmpsia ligeira. Am J Obstet Gynecol 2013; 186:66.
28. Protocolos de cuidados obstétricos. Transtornos hipertensivos da gravidez.

Sociedade Espanhola de Obstetrícia e Ginecologia (SEG0). 2016. Disponível em: http://www.sego.es. (Último acesso: 2 de julho de 2074).

29. Recomendações da OMS para a prevenção e o tratamento da pré-eclâmpsia e da eclâmpsia. Genebra, Organização Mundial de Saúde, 2015. Disponível em: http://www.who.int/reproductivehealth/publications/maternal_perinatal_healt h/97 89241548335/en/index.html. (Acedido em 2 de julho de 2017).

30. Homer CS, Brown MA, Mangos G, Davis GK. Pré-eclâmpsia não proteinúrica: um novo indicador de risco em mulheres com hipertensão gestacional. J Hypertens 2013;26: 295-302.

31. Verlohren S. Angiogenic factors for the diagnosis and prognosis of pre-eclampsia. Atualização sobre a previsão e o diagnóstico da pré-eclâmpsia. Edição monográfica sobre pré-eclâmpsia. janeiro de 2015;17-21.

32. Wang JX, Knottnerus AM, Schuit G, Norman RJ, Chan A, Dekker GA. Esperma obtido cirurgicamente e risco de hipertensão gestacional e pré-eclâmpsia. Lancet. 2002;359:673-674.

33. Conde-Agudelo A, Althabe F, Belizan JM, Kafury-Goeta AC. Fumo de cigarros durante a gravidez e risco de pré-eclâmpsia: uma revisão sistemática. Am J Obstet Gynecol. 2015;181:1026-1035.

34. Mosca L, Benjamin EJ, Berra K, Bezanson JL, Dolor RJ, Lloyd-Jones DM, et al. Directrizes baseadas na eficácia para a prevenção de doenças cardiovasculares nas mulheres - atualização de 2015: uma diretriz da American Heart Association. American Heart Association (a errata publicada aparece em J Am Coll Cardiol 2014; 59: 1663). J Am Coll Cardiol 2011;57:1404-23.

35. Sibai BM. Diagnóstico, Prevenção e Tratamento da Eclâmpsia. Série de Especialistas Clínicos. ACOG. Vol. 105, No. 2, fevereiro de 2015.

36. Stone JH. Síndrome HELLP: hemólise, enzimas hepáticas elevadas e plaquetas baixas. JAMA 2014; 280:559.

37. Sibai BM. A síndrome HELLP (hemólise, enzimas hepáticas elevadas e plaquetas baixas): muito barulho por nada? Am J Obstet Gynecol 1990; 162:311.

38. Sibai BM. Hipertensão crónica na gravidez. Obstet Gynecol 2013;100:369-77.

39. Sibai BM, Lindheimer M, Hauth J, Caritis S, VanDorsten P, Klebanoff M, et al. Risk factors for preeclampsia, abruptio placentae, and adverse neonatal outcomes among women with chronic hypertesion. Instituto Nacional de Saúde e Desenvolvimento Humano Rede de Unidades de Medicina Materno-Fetal. N Engl J Med 1998;339:667-71.

40. Rey E, Couturier A. O prognóstico da gravidez em mulheres com hipertensão crónica. Am J Obstet Gynecol 2014;171:410-6.

41. Rana S, Karumanchi SA, Lindheimer MD. Angiogenic Factors in Diagnosis, Management, and Research in Preeclampsia (Factores Angiogénicos no Diagnóstico, Tratamento e Investigação da Pré-eclâmpsia). Hypertension. 2014 Feb; 63(2):198-202.

42. LaMarca BD, Gilbert J, Granger JP. Progressos recentes para a compreensão

da fisiopatologia da hipertensão durante a pré-eclâmpsia. Hypertension 2013;51:982-8.
43. Powe CE, Levine RJ, Karumanchi SA. Preeclampsia, a Disease of the Maternal Endothelium. The Role of Antiangiogenic Factors and Implications for Later Cardiovascular Disease. Circulation. 2015;123:2856-2869.
44. Williams Obstetrics, 24ª edição. 2014.
45. Herraiz Martínez MA, Martell-Claros, N, Bartha Rasero JL. Pré-eclâmpsia precoce e tardia: conceito, fisiopatologia e epidemiologia no nosso meio. Número monográfico sobre pré-eclâmpsia. janeiro de 2015; 4-10.
46. Redman CW, Sangent IL, Staff AC. IFPA Senior Award Lecture: making sense of pre-eclampsia - two placental causes of pre-eclampsia? Placenta 2014;35 Suppl:S20-5.
47. Espinoza J. Isquemia uteroplacentária na pré-eclâmpsia precoce e tardia: um papel para o feto? Ultrassom Obstétrico Ginecológico 2014;40:373-82.
48. Sibai B, Dekker G, Kupferminc M. Pre-eclampsia. Lancet. 2015;365:785-99.
49. Ness RB, Sibai BM. Shared and disparate components of the pathophysiologies of fetal growth restriction and preeclampsia. Am J Obstet Gynecol. 2016;195:40-9.
50. Herraiz I, Dröge LA, Gómez-Montes E, Henrich W, Galindo A, Verlohren S. Caracterização da tirosina quinase-1 semelhante a fms solúvel para o crescimento placentário. razão de fator em gestações complicadas por restrição de crescimento fetal. Obstet Gynecol 2014. Doi: 10.1097 (no prelo).
51. Dekker GA, Makvits JW, Wallenburg HCCCS. Prediction of pregnancy-indduced hypertensive disorders by angiotensin II sensitiviry and supine pressor test- Br J Obstet Gynecol 1990; 97:817-821.
52. Millar JGB, Campbell SK, Albano JDM, et al. Previsão precoce da pré-eclâmpsia através da medição da calicreína e da creatinina numa amostra de urina aleatória. Br J Obstet Gynecol 2016; 103:421-426.
53. Centro Nacional de Colaboração para a Saúde da Mulher e da Criança. 2014.Cuidados pré-natais: Cuidados de rotina para a mulher grávida saudável. Directrizes clínicas. Encomendado pelo Instituto Nacional de Excelência Clínica. Londres, Reino Unido: RCOG Press: 218-227.
54. Poon LCY, Kametas NA, Chelemen T, Leal A, Nicolaides KH. Fatores de risco maternos para distúrbios hipertensivos na gravidez: uma abordagem multivariada. Jornal de Hipertensão Humana (2013) 24, 104-110.
55. Wright D, Akolekar R, Syngelaki A, Poon LCY, Nikolaides KH. Um modelo de riscos concorrentes no rastreio precoce da pré-eclâmpsia. Fetal Diagn Ther 2014; DOI: 10.1159/000338470.
56. Roberge S, Nicolaides KH, Demers S, Villa P, Bujold E. Prevenção de morte perinatal e resultado perinatal adverso usando aspiri de baixa dose: uma meta-análise. Ultrasound Obstet Gynecol 2013;41:491-9.
57. Plasencia W, Nicolaides KH. Prevenção da pré-eclâmpsia: utilidade e desempenho de modelos preditivos no primeiro trimestre. Edição monográfica sobre

pré-eclampsia. Atualização da previsão e diagnóstico da pré-eclâmpsia. janeiro de 2015;11-16.
58. Steegers EA, von Dadelszen P, Duvekot JJ, Pijnenborg R. Pre-eclampsia. Lacet 2015;376:631-44.
59. Redman CW, Sargent IL. Últimos avanços na compreensão da pré-eclâmpsia. Science 2015;308:1592-4.
60. Verlohren S, Galindo A Schlembach D, et al. Um método automatizado para a determinação do rácio sFlt-1/PlGF na avaliação da pré-eclâmpsia. Am J Obstet Gynecol 2013;202:161 e1-e11.
61. Verlohren S, Herraiz I, Lapaire O, et al. O rácio sFlt-1/PlGF em diferentes tipos de distúrbios hipertensivos da gravidez e o seu potencial prognóstico em pacientes pré-eclâmpticas. Am J Obstet Gynecol 2013;206:58 e1-8.
62. Rana S, Hacker MR, Modest AM, et al. Circulating Angiogenic Factors and Risk of Adverse Maternal and Perinatal Outcomes in Twin Pregnancies With Suspected Preeclampsia. Hypertension 2013;Aug;60:451-8.
63. Thadhani R, Kisner T, Hagmann H, et al. Estudo piloto da remoção extracorporal de tirosina quinase 1 semelhante a fms solúvel na pré-eclâmpsia. Circulation 2013;124:940-50.
64. Akolekar R, Syngelaki A, Sarquis R, Zvanca M, Nicolaides KH. Previsão de pré-eclâmpsia precoce, intermédia e tardia a partir de factores maternos, marcadores biofísicos e bioquímicos às 11-13 semanas. Prenat Diagn 2014;31:66-74.
65. Stepan H, Herraiz I, Sclembach D, Verlohren S, et al. Implementação do rácio sFlt1/PlGF para previsão e diagnóstico de pré-eclâmpsia em gravidez única: implicações para a prática clínica. Ultrasound Obstet Gynecol 2015; 45: 241-246.
66. Schnettler W, Dukhovny D, Wenger J, Salahuddin S, Ralston S, Rana S. Implicações em termos de custos e recursos com a estimativa do fator angiogénico sérico na triagem da pré-eclâmpsia. BJOG 2013;120:1224-32.
67. Gómez O, Figueras F, Fernández S et al. Intervalos de referência para o índice de pulsatilidade médio da artéria uterina às 11-41 semanas de gestação. Ultrasound Obstet Gynecol 2008;32:128-32.
68. Herraiz I, Escribano D, Gómez-Arriaga PI, et al. Valor preditivo de modelos sequenciais de Doppler da artéria uterina em gestações de alto risco para pré-eclâmpsia. Ultrasound Obstet Gynecol 40(1):68, 2014.
69. Colégio Americano de Obstetras e Ginecologistas. Restrição do crescimento fetal. Boletim Prático. No. 134, maio de 2013a
70. Papageorghiou AT, Yu CK, Nicolaides KH. O papel do Doppler da artéria uterina na previsão de resultados adversos da gravidez. Melhor Prática Res Clin Obstet Gynaecol. 2014 Jun;18(3):383-96.
71. Yu CK, Smith GC, Papageorghiou AT, et al. Um modelo integrado para a previsão de pré-eclâmpsia utilizando factores maternos e Doppler velocimetria da artéria uterina em mulheres não seleccionadas de baixo risco. Am J Obetet Gynecol 2015; 193:429.

72. Papageorghiou AT, Yu CK, Bindra R, Pandis G, Nicolaides KH. Multicenter screening for pre-eclampsia and fetal growth restriction by transvaginal uterine artery Doppler at 23 weeks of gestation. Foundation Second Trimester Group. Ultrasound Obstet Gynecol. 2013 Nov;18(5):441-9.
73. Stampalija T, Gyte G, Alfirevic Z. Ultrassom Doppler útero-placentário para melhorar o resultado da gravidez. Cochrane Database Syst Rev 2013;(9): Issue 9. CD008363.
74. Myatt L, Clifton RG, Roberts JM, et al. The utility of uterine artery Doppler velocimetry in prediction of preeclampsia in a low-risk population. Obstet Gynecol. 2013;120 (4):815.
75. Cnossen JS, Morris RK, Riet G, et al. Use of uterine artery Doppler ultrasonography to predict pre-eclampsia and intrauterine growth restriction: a systematic review and bivariable meta-analysis. CMAJ 2008;178(6):701- 11.
76. Bower S, Schuchter K, Campbell S. Doppler ultrasound screening as part of routine antenatal scanning: prediction of pre-eclampsia and intrauterine growth retardation. Br J Obstet Gynaecol. 2013 Nov;100(11):989-94.
77. Albaiges G, Missfelder-Lobos H, Lees C, Parra M, Nicolaides KH. Rastreio de uma fase para complicações da gravidez por avaliação Doppler a cores das artérias uterinas às 23 semanas de gestação. Obstet Gynecol 2015;96:559- 64.
78. Velauthar L, Kalidindi M, et al. First-trimester uterine artery Doppler and adverse pregnancy outcome: a meta-analysis involving 55,974 women. Ultrasound Obstet Gynecol. 2014;43(5):500.
79. Parra M, Rodrigo R, Barja P, Bosco C, et al. Teste de rastreio da pré-eclampsia através da avaliação do fluxo sanguíneo uteroplacentário e de marcadores bioquímicos de stress oxidativo e disfunção endotelial. Am J Obstet Gynecol. 2015 Oct;193(4):1486-91.
80. Brunelli VB, Prefumo F. Quality of first trimester risk prediction models for pre-eclampsia: a systematic review. BJOG. 2015 Jun; 122(7):904-14. Epub 2015 Mar 11.
81. Morales C. Factores de risco associados à pré-eclâmpsia no Hospital Nacional Daniel Alcides Carrión. Callao. abril a junho de 2013. Rev Peru Epidemiol, 2014; 15(2): 97-101. 77
82. Budhram S. Um estudo prospetivo que avalia a associação de factores de risco específicos com o desenvolvimento de pré-eclâmpsia. [Tese de mestrado]. África do Sul: Stellenbosch University; 2015.
83. Lacunza R, Pacheco J. Pré-eclâmpsia de início precoce e tardio: uma doença antiga, novas ideias. Rev Peru Ginecol Obstet, 2014; 60(4): 351-358.
84. Abrão C, Gonçalves K, Rodrigues M, Roisenberg I. Fatores de risco para distúrbios hipertensivos da gravidez no sul do Brasil. Rev Assoc Med Bras, 2015; 57(6): 692-696.
85. Figueras T, García JA. Rastreio da pré-eclampsia com estudo Doppler das artérias uterinas. Tese de doutoramento. Las Palmas de Gran Canaria, outubro de 2015.
86. De la Cruz J, Burgos Jorge. Fatores de risco associados à pré-eclâmpsia no

serviço de obstetrícia e ginecologia do hospital nacional Daniel A. CARRIÓN. Carrión janeiro de 2014 - dezembro de 2015. Universidade Ricardo Palma. Faculdade de Medicina Humana. Tese para a obtenção do título profissional de cirurgião médico. Lima - Perú. 2017

87. Fang R, Dawson A, Lohsoonthorn V, Williams MA. Factores de risco de pré-eclâmpsia de início precoce e tardio entre as mulheres tailandesas. Asian Biomed, 2013; 3(5): 477-486.

88. Benítez Y, Bazán S, Valladares D. Factores associados ao desenvolvimento de pré-eclampsia num hospital em Piura, Peru. CIMEL, 2015; 16(2): 77-82.

89. HEREDIA C. "Factores de risco associados à pré-eclâmpsia no hospital Regional de Loreto de janeiro de 2010 a dezembro de 2014" (Peru, 2015).

90. Milne F, Redman C, Walker J, et al. The pre-eclampsia community guideline (PRECOG): how to screen for and detect onset of pre-eclampsia in the community. BMJ 2005; 106:156.

91. Suárez J, Cabrera M, Gutiérrez M, Corrales A, Cairo V, Rodríguez L. Resultados da assistência a pacientes com risco de pré-eclâmpsia-eclâmpsia. Rev Cubana Obstet Ginecol, 2012; 38(3): 305-312.

92. Santisteban L. Sobrepeso e obesidade como fatores de risco para pré-eclâmpsia, Hospital Provincial Docente Belén de Lambayeque-2014. [Tese de graduação]. Peru: Universidad Nacional Pedro Ruiz Gallo; 2015.

93. Kiondo P, Wamuyu-Maina G, Bimenya GS, Tumwesigye NM, Wandabwa J, Okong P. Factores de risco para pré-eclâmpsia no Hospital Mulago, Kampala, Uganda. Trop Med Int Health, 2013; 17(4): 480-487.

94. Cuidados pré-natais: cuidados de rotina para a mulher grávida saudável. Directrizes clínicas. Centro Nacional de Colaboração para a Saúde da Mulher e da Criança. Encomendado pelo National Institute for Clinical Excellence. RCOG Press: Londres, Reino Unido, 2014.

95. Albuquerque CA, Smith KR, Johnson C, Chao R, Harding R. Influence of maternal tobacco smoking during pregnancy on uterine, umbilical and fetal cerebral cerebral artery blood flows. Early Hum Dev. 2014 Oct;80(1):31-42.

96. Celiz A. A anemia materna como fator de risco associado à pré-eclâmpsia em mulheres grávidas do Hospital Belén de Trujillo. [Tese de licenciatura]. Peru: Universidad Privada Antenor Orrego; 2016.

97. Morgan F, Calderón S, Martínez J, González A, Quevedo E. Factores de risco associados à pré-eclâmpsia: um estudo de caso-controlo. Gynecol Obstet Mex, 2010; 78(3): 153-159.

98. Ali AA, Rayis DA, Abdaliah TM, Elbashir MI, Adam I. A anemia grave está associada a um risco mais elevado de pré-eclâmpsia e de resultados perinatais no hospital de Kassala, no Sudão Oriental. BMC Res Notes, 2014; 4(1): 311-315. 78

99. Prakash S, Yadavk. Anemia materna na gravidez: An overview. IJPPR Human, 2015; 4(3): 164-179.

100. Iglesias J, Tamez L, Reyes I. Anemia e gravidez, sua relação com complicações maternas e perinatais. Medicina Universitária, 2013; 11(43): 95-98.
101. Anderson NH, McCowan LME, Fyfe EM, Chan EHY, Taylor RS, Stewart AW, et al. O impacto do índice de massa corporal materna no fenótipo da pré-eclâmpsia: um estudo de coorte prospetivo. Br J Obstet Gynaecol, 2013; 119(5): 589-595.
102. Valdés M, Hernández J. Factores de risco para a pré-eclâmpsia. Rev Cub Med Mil, 2014; 43(3): 307-316.
103. Escobedo J. O excesso de peso e a obesidade como factores de risco para a pré-eclâmpsia no Hospital de Apoyo de Chulucanas - 2015. [Tese de pré-graduação]. Peru: Universidad Privada Antenor Orrego; 2016.
104. Gupta LM, Gaston L, Chauhan SP. Deteção de restrição de crescimento fetal com pré-eclâmpsia grave pré-termo: experiência em dois centros terciários. Am J Perinatol 2008;25:247-9.
105. Catov JM, Ness RB, Kip KE, Olssen J. Risco de pré-eclâmpsia precoce ou grave relacionado com condições pré-existentes. Int J Epidemiol 2014;36:412- 9.
106. Li N, Ghosh G, Gudmundsson S. Uterine artery Doppler in high-risk pregnancies at 23-24 gestational weeks is of value in predicting adverse outcome of pregnancy and selecting cases for more intensive surveillance. Ata Obstet Gynecol Scan. 2014 Dec;93(12):1276-81.
107. Kenny LC, Black MA, Poston L, Taylor R, et al. Previsão de pré-eclâmpsia no início da gravidez em mulheres nulíparas, combinando risco clínico e biomarcadores. 2015.
108. North RA, Mc Cowan LM, Dekker GA, Poston L, Chan EH, et al. BMJ 2013 Apr 7; 342:21875.
109. Kleinrouweler CE, Bossuyt PM, Thilaganathan B, et al. Value of adding secondtrimester uterine artery Doppler to patient characteristics in identification of nulliparous women at increased risk for pre-eclampsia: an individual patient data meta-analysis. Ultrasound Obstet Gynecol. 2013;42(3):257.
110. Kienast C, Moya W, Rodríguez O, Jijón A, Geipel A. Predictive value of angiogenic factors, clinical risk factors and uterine artery Doppler for preeclampsia and fetal growth restriction in second and third trimester pregnancies in an Ecuadorian population. J Matern Fetal Neonatal Med. 2015 Feb 24:1-7.
111. Conde Agudelo A, Villar J, Lindheimer M. Revisão sistemática da Organização Mundial de Saúde sobre o teste de rastreio da pré-eclâmpsia. Obstet Gynecol 2004; 104(6): 1367-91.
112. Kleinrouweler CE, Mol BW. Modelos de previsão clínica para pré-eclâmpsia: hora de dar o próximo passo. Ultrasound Obstet Gynecol. 2014 Sep;44(3):249-51.
113. Velauthar L, Plana MN, Kalidindi M, Zamora J, Thilaganathan B, Illanes SE, Khan KS, Aquilina J, Thangaratinam S. Doppler da artéria uterina no primeiro trimestre e resultado adverso da gravidez: uma meta-análise envolvendo 55.974 mulheres.Ultrasound Obstet Gynecol. 2014 May; 43(5):500-7.
114. Farré MT; Borrell A; Raveraw W, Azulay M, Cararach V, Fortuny A. Estudo Doppler das artérias uterinas, previsão de complicações perinatais. Prog Obstet

Gynecol. 2013; 44:537-43.
115. Bobrowski RA, Bottoms SF. Underappreciated risks of the elderly multipara. Am J Obstet Gynecol. 2015;172(6), 1764-7.
116. Papageorghiou AT, Campbell S. First trimester screening for pre-eclampsia (rastreio da pré-eclâmpsia no primeiro trimestre). Curr Opin Obstet Gynecol. 2016;18(6): 594-00
117. O. Gomez. Mudanças sequenciais no padrão de fluxo sanguíneo da artéria uterina entre o primeiro e o segundo trimestres de gestação em relação ao resultado da gravidez.Ultrassom Obstet Gynecol 2016;28:802-808
118. Santamaría R, Verdú J, Martin C, García G. Tabelas espanholas de pesos neonatais segundo a idade gestacional. Menarini SA (ed). Badalona, 1998;67.
119. Campbell S, Diaz-Recassens J, Griffin DR, Cohen-Overbeck TE, Pearce JM, Wilson K, Tlague MJ. New Doppler technique for assessing uteroplacental blood flow. Lancet 1983 Mar 26; 1(8326Pt1): 675-7.
120. Espinoza J, Romero R, Nien JK, Gómez R, Kusanovic JP, Goncalves LF, et al. Identificação de pacientes em risco de início precoce e/ou pré-eclâmpsia grave com a utilização da dopplervelocimetria da artéria uterina e do fator de crescimento placentário. Am J Obstet Gynecol. 2017;196(4), 326-13

ANEXOS
ANEXO 1
CONSENTIMENTO INFORMADO POR ESCRITO

Título do projeto:
Eu:
Li a informação que me deram. Pude fazer perguntas sobre o estudo.
Recebi informações suficientes sobre o estudo.
Falei com (investigador): Dr. Eddy Caraballo Valiente
Compreendo que a minha participação é voluntária.
Compreendo que posso sair do estúdio quando me apetecer. Sem ter de me explicar.
Sem afetar os meus cuidados intensivos.
Aceito livremente participar no ensaio. Data:
Assinatura do participante:

ANEXO 2

Modelo de recolha de dados.
Nome e apelido :
Idade:
A. Saúde:
Município: .
APP:
FUM:Peso: Altura:
IMC:. História obstétrica:
Gravidez Partos Eutróide Distócica Cesariana motivoAborto
Factores de risco para a pré-eclâmpsia :
a) Idade materna inferior a 20 anos e superior a 35 anos.

b) Primigravidade

c) Baixo nível cultural

d) Malnutrição

e) Estatuto socioeconómico

f) Gravidez múltipla

g) Diabetes mellitus

Resultado da fluxometria Doppler IP
IRY/N
Idade gestacional no parto:
 Semanas.
Evolução da pré-eclâmpsia
Com sinais de agravamento
Que
Sem sinais de agravamento
Complicações perinatais:

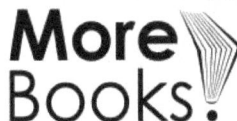
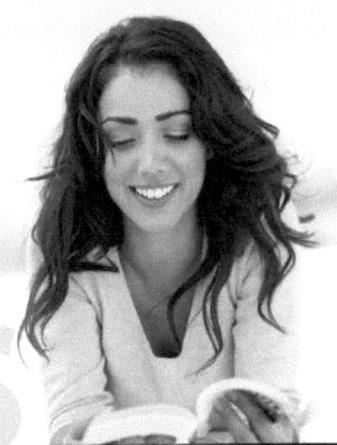

I want morebooks!

Buy your books fast and straightforward online - at one of world's fastest growing online book stores! Environmentally sound due to Print-on-Demand technologies.

Buy your books online at
www.morebooks.shop

Compre os seus livros mais rápido e diretamente na internet, em uma das livrarias on-line com o maior crescimento no mundo! Produção que protege o meio ambiente através das tecnologias de impressão sob demanda.

Compre os seus livros on-line em
www.morebooks.shop

info@omniscriptum.com
www.omniscriptum.com

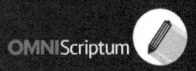

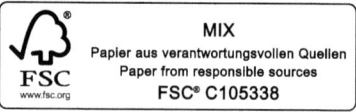

Printed by Books on Demand GmbH, Norderstedt / Germany